女性
健康金钥匙
丛书

U0279237

妇科肿瘤防治金钥匙
筛查诊断篇

主编

王育　段霞　于婵

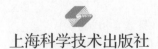

上海科学技术出版社

图书在版编目（ＣＩＰ）数据

妇科肿瘤防治金钥匙. 筛查诊断篇 ／ 王育，段霞，
于婵主编. -- 上海 ：上海科学技术出版社，2024.4
（女性健康金钥匙丛书）
ISBN 978-7-5478-6607-8

Ⅰ. ①妇… Ⅱ. ①王… ②段… ③于… Ⅲ. ①妇科病
－肿瘤－诊疗 Ⅳ. ①R737.3

中国国家版本馆CIP数据核字(2024)第075573号

妇科肿瘤防治金钥匙：筛查诊断篇
主编　王育　段霞　于婵

上海世纪出版(集团)有限公司
上 海 科 学 技 术 出 版 社　出版、发行
(上海市闵行区号景路159弄A座9F-10F)
邮政编码201101　www.sstp.cn
上海光扬印务有限公司印刷
开本 787×1092　1/16　印张 11
字数 105千字
2024年4月第1版　2024年4月第1次印刷
ISBN 978-7-5478-6607-8 / R·3001
定价：58.00元

内容提要

　　"女性健康金钥匙丛书"是一套以提升女性全生命周期健康素养为目的的科普图书，由上海市第一妇婴保健院王育教授、段霞博士牵头编写。

　　《妇科肿瘤防治金钥匙》从筛查诊断、症状管理、治疗随访三个维度，选择妇科肿瘤患者常见的、深受其困扰的问题进行答疑解惑。本书为其"筛查诊断篇"，共分为 5 个部分，分别以早期筛查与症状自检、肿瘤标志物、基因检测、癌前病变、组织病理学检查和辅助检查为主题，围绕妇科肿瘤筛查与诊断中，女性的常见困惑（包括筛查方法是什么、如何解读报告等）进行编写。本书编写简洁，内容紧扣主题，以生动、温暖的话语将医学知识娓娓道来，既贴合女性需求，又能为其提供科学、实用的指导。

　　本书读者对象为所有关心自身健康的女性，尤其适合妇科肿瘤患者及其家人、朋友阅读。

编者名单

主编

王　育·上海市第一妇婴保健院／同济大学附属妇产科医院

段　霞·上海市第一妇婴保健院／同济大学附属妇产科医院

于　婵·上海市第一妇婴保健院／同济大学附属妇产科医院

副主编

张　越·上海市第一妇婴保健院／同济大学附属妇产科医院

熊春燕·江西省妇幼保健院

严小雪·上海市第一妇婴保健院／同济大学附属妇产科医院

编者
（按姓名汉语拼音排序）

董晗琼·上海市第十人民医院／同济大学附属第十人民医院

段　霞·上海市第一妇婴保健院／同济大学附属妇产科医院

王　毅·上海市第十人民医院／同济大学附属第十人民医院

王　育·上海市第一妇婴保健院／同济大学附属妇产科医院

奚玉洁·上海市第十人民医院／同济大学附属第十人民医院

夏　杰·上海健康医学院

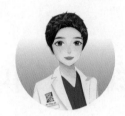

熊春燕·江西省妇幼保健院

徐　婷·上海市第十人民医院 / 同济大学附属第十人民医院

荀林娟·上海市第十人民医院 / 同济大学附属第十人民医院

严小雪·上海市第一妇婴保健院 / 同济大学附属妇产科医院

杨艳喜·上海市第十人民医院 / 同济大学附属第十人民医院

于　婵·上海市第一妇婴保健院 / 同济大学附属妇产科医院

张佳男·上海市第十人民医院 / 同济大学附属第十人民医院

张如娜·同济大学医学院

张　莹·上海市浦东新区花木社区卫生服务中心

张　越·上海市第一妇婴保健院 / 同济大学附属妇产科医院

钟敏慧·上海市第一妇婴保健院 / 同济大学附属妇产科医院

庄　英　上海市第一妇婴保健院 / 同济大学附属妇产科医院

绘图者

（按姓名汉语拼音排序）

花　卉·上海市第一妇婴保健院 / 同济大学附属妇产科医院

唐慧婷·上海市第一妇婴保健院 / 同济大学附属妇产科医院

王清晨·上海市万里城实验学校

丛书序

非常欣喜地看到上海市第一妇婴保健院王育教授组织团队编写的"女性健康金钥匙丛书"出版。

在医学知识的海洋中，我们每一位追求健康的女性都渴望找到那把能够开启健康之门的"金钥匙"。今天，这套"女性健康金钥匙丛书"的出版，正是为了回应这种渴望，为了将最前沿、最实用的妇科疾病防治科普知识传递给每一位需要的女性。

妇科肿瘤，作为女性健康的重大威胁之一，其防治工作的重要性不言而喻。然而，面对这个复杂而敏感的话题，许多女性往往感到困惑和迷茫。她们需要的不仅仅是专业的医学知识，更是一套系统、全面、易懂的指导方案。"女性健康金钥匙丛书"正是基于这样的需求，选择将妇科肿瘤的防治作为首要目标进行编写。

本套丛书共分为《妇科肿瘤防治金钥匙：筛查诊断篇》《妇科肿瘤防治金钥匙：症状管理篇》和《妇科肿瘤防治金钥匙：治疗随访篇》三个分册，以全面、系统、实用为指导原则，从筛查诊断、症状管理到治疗随访的各个环节，力求为女性朋友提供全方位、实用的肿瘤防治知识和方法。通过阅读本套丛书，女性朋友可以更加深入地了解妇科肿瘤，增强自我保健意识，提高生活质量。

在此，我要感谢所有参与本套丛书编写、审校和出版工作的同仁。正是你们

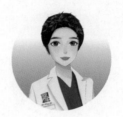

的辛勤付出和无私奉献，才使得本套丛书得以顺利问世。同时，我也要感谢广大读者对本套丛书的关注和支持，正是你们的信任和鼓励，让我们有了不断前行的动力。

最后，衷心希望"女性健康金钥匙丛书"能够成为广大女性朋友健康生活的得力助手，能为你们的健康保驾护航。让我们携手共进，共同迎接更加美好的未来！

徐健先

2024 年 3 月

丛书前言

在繁忙的现代生活中，女性扮演着多重角色——母亲、妻子、职业人士，以及无数的其他身份。女性的健康，不仅是个人福祉的基石，更是家庭幸福的保障。然而，由于生理结构、生活习惯、工作压力等多种因素，现代女性的健康问题日益凸显，其中妇科肿瘤更是威胁女性健康的一大杀手。

鉴于此，我们精心策划并编写了"女性健康金钥匙丛书"，旨在为广大女性提供全面、系统、科学的健康科普知识，提升女性的健康素养。本套丛书共包含三个分册，分别是《妇科肿瘤防治金钥匙：筛查诊断篇》《妇科肿瘤防治金钥匙：症状管理篇》和《妇科肿瘤防治金钥匙：治疗随访篇》，旨在从筛查诊断、症状管理到治疗随访的各个环节，为女性提供全方位的肿瘤防治知识和指导。

《妇科肿瘤防治金钥匙：筛查诊断篇》着重介绍妇科肿瘤的早期筛查和诊断方法，帮助女性了解哪些检查是必要的，以及如何解读检查结果，以做到早发现、早治疗。本书还剖析了妇科肿瘤的成因和危险因素，希望能够引导女性在日常生活中进行科学的自我防护。

《妇科肿瘤防治金钥匙：症状管理篇》针对妇科肿瘤可能出现的各种症状和治疗可能引发的各种不适，如月经紊乱、疼痛、腹胀、恶心等，提供了有效的管理和应对策略。除了介绍了症状的识别方法，本书还从心理、营养、运动等多方面给出了建议，力求帮助女性在面对肿瘤时保持积极的心态和健康的生活方式。

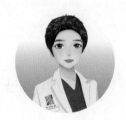

《妇科肿瘤防治金钥匙：治疗随访篇》详细介绍了妇科肿瘤的治疗方法和随访计划，内容涵盖手术、放射治疗、化学治疗等多种治疗手段，以及治疗后的康复和随访注意事项。通过阅读本书，女性可以更深入了解妇科肿瘤的各项治疗手段和对应的注意事项，从而积极配合医生的治疗方案、提高治疗效果和生活质量。

在本套丛书的编写过程中，我们力求做到内容准确、语言通俗、结构清晰，以便让广大读者能够轻松理解并掌握妇科肿瘤的防治知识。我们希望本套丛书，让更多的女性能够关注自身的健康，增强自我保健意识，提高疾病防治能力，为建设健康中国贡献一份力量。

我们坚信，本套丛书将成为女性朋友维护自身健康的重要参考，也将为妇科肿瘤防治工作注入新的活力和动力。让我们携手共进，以科学的态度、前沿的知识和全面的健康教育，共同守护女性的健康与幸福。

全体编者

2024 年 3 月

目 录

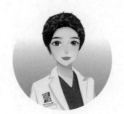

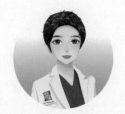

第1部份

妇科肿瘤的预防方式：早期筛查与症状自检

1

妇科肿瘤筛查，女性一定要做的检查项目

提起肿瘤，很多人会"谈癌色变"。在威胁女性生命健康的妇科恶性肿瘤中，宫颈癌、子宫内膜癌及卵巢癌的发病率位居前三，外阴癌、妊娠滋养细胞肿瘤虽少见但恶性程度较高。随着医学技术的发展，很多肿瘤已经可以治愈，而治愈的关键就在于及早发现和及时干预。因此，筛查对于妇科肿瘤的防治具有重要意义。

宫颈癌的筛查项目有哪些

宫颈癌是常见的妇科肿瘤之一，其发病率在女性生殖系统恶性肿瘤中居第一位。建议有性生活的女性朋友要进行宫颈癌的定期筛查。

• 筛查项目

> 宫颈细胞学检查

包括宫颈刮片细胞学检查、液基薄层细胞学检查（hin-prep cytology test，TCT）。宫颈细胞学检查是发现早期宫颈癌的主要筛查方法。

> 人乳头瘤病毒检测

人乳头瘤病毒（human papilloma virus）即人们常说的"HPV"。目前国内外已将高危型 HPV 检测作为

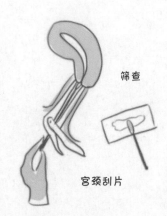

筛查

宫颈刮片

常规的宫颈癌筛查手段，可以与宫颈细胞学检查联合应用。

> 阴道镜检查

若宫颈细胞学检查结果为意义不明的不典型鳞状细胞时，应进一步行高危型HPV检测；检测阳性者则应行阴道镜检查。

> 宫颈活组织检查

是确诊宫颈癌的最可靠方法。

除上述检查之外，还要根据患者的实际情况进行一些影像学检查，帮助评估病情。

· 筛查建议

已婚或有性生活史 3 年及以上的女性都建议进行筛查。

> 21 ～ 29 岁

采用宫颈细胞学检查，连续筛查 3 年无异常后，每 3 年筛查 1 次。

> 30 ～ 65 岁

采用宫颈细胞学检查，连续筛查 3 年无异常后，每 3 年筛查 1 次；或采用高危型 HPV 与宫颈细胞学联合筛查，连续筛查 3 年无异常后，每 5 年筛查 1 次。

> 筛查结束时间

> 65 岁且既往多次检查均示阴性，则结束筛查。若曾诊断为高级别鳞状上皮内病变（high-grade squamous intraepithelial lesion，HSIL）者，从确诊时起，再持续筛查 20 年，筛查频率视病情而定。

> 特殊情况女性

（1）接受过全子宫切除术的女性（无宫颈的女性），且在术前 20 年里未曾有高级别鳞状上皮内病变、原位癌或其他肿瘤的女性，不需要筛查。

（2）接种过 HPV 疫苗的女性，遵循特定年龄（按照上述年龄分层）的建议进行筛选（与未接种疫苗的女性一样）。

子宫内膜癌的筛查项目有哪些

子宫内膜癌好发于围绝经期和绝经期的女性，我国每年有接近 20 万的新发病例。一般认为，对于有子宫的妇女，无孕激素对抗雌激素是导致子宫内膜癌的原因之一。目前，在我国等发展中国家，子宫内膜癌的发病率虽然位居宫颈癌之后，但已呈明显上升趋势。子宫内膜癌如果尽早发现，经过积极治疗，患者可以长期存活。

• 筛查项目

> 经阴道超声检查

经阴道超声检查（transvaginal ultrasonography，TVS；俗称"阴超"）可直接观察子宫的大小和宫腔形态，明确有无占位性病变，同时还能确定子宫内膜厚度、明确病症。不过，一般情况下 TVS 不适用于无性生活的女性。

> 经腹部超声检查

可以观察子宫内膜厚度、有无赘生物、肌层浸润情况等。

> 宫腔镜检查

可直视子宫内膜的病变，并对可疑部位进行活组织检查。

> 诊断性刮宫

是子宫内膜癌常用且最有价值的诊断方法。它能鉴别子宫内膜癌和子宫颈管腺癌，也可以明确子宫内膜癌是否累及宫颈管，为制订治疗方案提供依据。

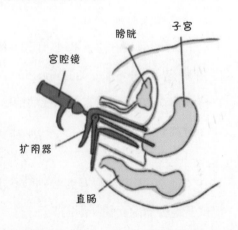

> 磁共振成像

磁共振成像（magnetic resonance imaging）就是大家常听到的"MRI"检查，可较清晰地显示子宫内膜癌的病灶大小、范围，以及肌层浸润和盆腔与腹主动脉旁淋巴结转移情况等，从而帮助较准确地估计肿瘤的分期。

•筛查建议

不推荐对普通人群进行常规筛查。高风险人群，如林奇综合征患者及其亲属，在 30 ～ 35 岁后（或者在其患癌家属发病年龄前 5 ～ 10 岁时），开始每年进行子宫内膜癌筛查。对于肥胖、多囊卵巢综合征等存在子宫内膜癌风险增加因素的人群，建议每年进行经阴道超声检查以监测子宫内膜厚度。如阴道超声检查时发现增殖期子宫内膜厚度 > 11 mm（绝经后 > 5 mm）或血管增多、子宫内膜不均质、透声差的宫腔积液等情况，则需要遵医嘱进行进一步的处理。

卵巢癌需要做哪些辅助检查

卵巢癌是病死率最高的妇科肿瘤，可发生于任何年龄。卵巢癌起病隐匿，早期一般无症状或症状非特异，往往未能引起患者重视，出现症状时一般已到晚期。由于早期卵巢癌的临床表现不明显，通常需要借助影像学检查及肿瘤标志物检查来明确诊断。

•筛查项目

>超声检查

超声检查可以识别肿瘤的大小、形态，同时也可以明确其与周围脏器的关系，可以很好地鉴别较大的卵巢肿瘤及腹腔积液，主要用于卵巢癌的初步筛查。

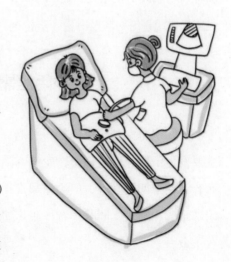

>计算机体层成像

计算机体层成像（computed tomography）就是大家熟悉的"CT"检查，可以准确显示盆腔的正常和异常解剖，对盆腔肿块的性质、定位和肿瘤分期具有重要意义，是卵巢癌重要的筛查方法之一。不过 CT 检查由于分辨率低、扫描层较厚及没有矢状位等原因，很难发现微小病灶（直径 < 5 mm 的病灶），可能会导致漏诊。

> MRI 检查

MRI 可较清晰地显示卵巢癌的病灶大小、范围，以及肌层浸润和盆腔与腹主动脉旁淋巴结转移情况等，从而有助于较准确地估计肿瘤的分期。因此，在有条件的医院，可应用 MRI 进行术前评估。

> 肿瘤标志物

包括糖类抗原 125（carbohydrate antigen 125，CA125）、人附睾蛋白 4（human epididymis protein 4，HE4）等。肿瘤标志物对于筛查卵巢癌的特异性及敏感性均较低，通常只用于辅助诊断。

> 细胞学检查

可通过腹腔积液、腹腔冲洗液和胸腔积液寻找肿瘤细胞。

• 筛查建议

目前，卵巢癌尚缺乏有效的筛查手段，广泛使用的仍然是经阴道超声及肿瘤标志物（CA125+HE4）的多模式筛查，但其敏感性及特异性均有限。女性朋友应重视卵巢癌的家族史及相关的临床症状，如腹胀、腹围增加等，特别是当这些症状为新发或经常出现时，应及时进一步检查。有条件的女性建议进行 BRCA 基因筛查。

外阴癌需要做哪些检查

外阴癌是一种少见的妇科肿瘤，占所有女性生殖系统恶性肿瘤的 4% ~ 5%，主要发生于绝经后的妇女，发病率随年龄的增长而升高。外阴癌虽然因长于体表而容易在早期被发现，但治疗却常被延误。外阴癌早期可无症状，但也可出现外阴部结节和肿块，同时伴有外阴疼痛、瘙痒。部分患者可表现为外阴溃疡，且经久不愈。

• 筛查项目

> 体格检查

外阴癌最基本的检查方法就是体格检查。医生会通过体格检查来确定患者外阴部位肿块的大小及具体位置，并会检查外阴皮肤是否出现增厚和色素沉着等情况，也会通过触摸全身浅表淋巴结来确定是否出现了肿瘤转移。

> 妇科检查

外阴癌病灶位于大阴唇的最为多见，其次是小阴唇、阴蒂、会阴、尿道口、肛门周围等。妇科检查应明确外阴肿物或病变的部位、大小、质地、活动度、色素改变情况、形态（丘疹或斑块、结节、菜花、溃疡

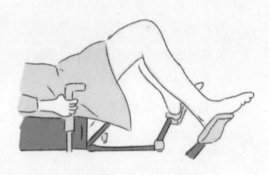

等）、皮下浸润的深度、距外阴中线的距离等，以及肿瘤是否累及尿道（口）、阴道、肛门和直肠，并检查外阴皮肤有无增厚、色素改变及溃疡情况。

> 组织病理学检查

组织病理学检查是确诊外阴癌的金标准。对有多年外阴瘙痒史并伴有外阴白斑或经久不愈的糜烂、外阴结节、乳头状瘤、尖锐湿疣及溃疡等可疑病变者，应及时取活组织行组织病理学检查。必要时在阴道镜下行病变部位活组织检查。

> 血液检查

治疗前应进行血、尿、粪常规检查，此外，还需检查肝、肾功能和血清肿瘤标志物等，如鳞癌需检查鳞状细胞癌抗原（squamous cell carcinoma antigen，SCCA），腺癌需检查癌胚抗原（carcinoembryonic antigen，CEA）、糖类抗原19-9（carbohydrate antigen 19-9，CA19-9）。

> 影像学检查

常规行胸部 X 线 /CT 检查排除肿瘤肺转移；晚期肿瘤需行外阴、腹股沟区和盆腔增强 CT、MRI 或正电子发射计算机体层显像（positron emission computed tomography;positron emis-sion tomography and computed tomography，PET-CT）等影像学检查。

> HPV 检测及细胞学检查

外阴 HPV 阴性者多为单一病灶或为大、小阴唇表面溃疡，HPV 阳性者常为多点病灶或同时存在宫颈肿瘤。HPV 阳性者需进行宫颈 HPV 和细胞学检查，有助于发现宫颈、阴道同时存在的病灶。

> 超声指引下细针穿刺活组织检查

该检查是诊断肿瘤腹股沟淋巴结转移的方法，诊断的灵敏度可达 77% ～ 93%。

> 其他检查

对于晚期外阴癌患者，应行膀胱镜和（或）直肠镜检查，了解尿道、膀胱和直肠黏膜侵犯情况。

· 筛查建议

目前并没有针对外阴癌的特别筛查方法，降低其发生率的最有效方法是及时治疗与其发生、发展相关的外阴癌前病变。外阴癌患者可以无症状或表现为瘙痒、阴道流血、触及肿块或疼痛。因此，任何可疑的外阴病变都必须进行活组织检查以排除浸润癌。

妊娠滋养细胞肿瘤需要做哪些检查

妊娠滋养细胞肿瘤是一组与妊娠相关的、来源于胎盘滋养细胞的恶性肿瘤，容易出现在育龄妇女中，发病率很低。妊娠滋养细胞肿瘤主要包括侵蚀性葡萄胎和绒毛膜癌（简称"绒癌"），若能及时确诊并积极治疗，治愈率可超过 90%。

· 筛查项目

> 体格检查

体格检查可以发现患者乳房增大，乳头、乳晕、外阴、阴道及宫颈颜色加深，有的患者有乳汁分泌。在双合诊检查时，可能发现患者子宫出现不均匀的增大，生殖道变软。如果患者出现肿瘤阴道转移，则可能在阴道前壁及穹隆看到紫蓝色结节。一旦出现了脑转移，若发生脑疝，患者瞳孔会出现异常增大。

> 血清人绒毛膜促性腺激素测定

人绒毛膜促性腺激素（human chorionic gonadotrophin，HCG）水平是妊娠滋养细胞肿瘤的主要诊断依据。

对于葡萄胎后滋养细胞肿瘤，凡符合下列标准中的任何一项且排除妊娠物残留或再次妊娠，即可诊断：① HCG 测定 4 次（即月经第 1、7、14、21 日）高水平呈平台状态（±10%），并持续 3 周或更长时间；② HCG 测定 3 次（即月经第 1、7、14 日）上升（＞10%），并至少持续 2 周或更长时间。

非葡萄胎后滋养细胞肿瘤的诊断标准：足月产、流产和异位妊娠后，HCG 多在 4 周左右转为阴性；若超过 4 周血清 HCG 仍持续高水平，或一度下降后又上升，在除外妊娠物残留或再次妊娠后可诊断。

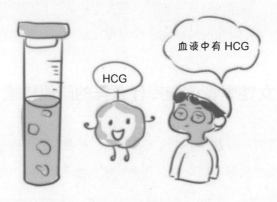

> 超声检查

是诊断子宫原发病灶最常用的方法。在声像图上，子宫可正常大小或不同程度增大，肌层内可见高回声团块，边界清但无包膜；或肌层内有回声不均区域或团块，边界不清且无包膜；也可表现为整个子宫呈弥漫性增强回声，内部伴不规则低回声或无回声。彩色多普勒超声主要显示丰富的血流信号和低阻力型血流频谱。

> 影像学检查

行胸部、头颅 X 线和 CT 检查，有助于明确是否有转移。

> 组织学诊断

在子宫肌层内或子宫外转移灶中，若见到绒毛或退化的绒毛阴影，则诊断为侵蚀性葡萄胎；若仅见成片滋养细胞浸润及坏死、出血，未见绒毛结构者，则诊断为绒毛膜癌。若原发灶和转移灶诊断不一致，只要在任一组织切片中见到绒毛结构，均诊断为侵蚀性葡萄胎。组织学证据对于妊娠滋养细胞肿瘤的诊断不是必需的，但有组织学证据时，应以组织学诊断为准。

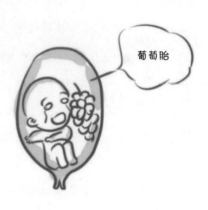

葡萄胎

• **筛查建议**

葡萄胎清宫后，或异位妊娠、流产、足月生产后、剖宫产后，如果出现异常的阴道流血，一定要及时到医院就诊，早发现、早诊断、早治疗。

· 女性患者该选择什么样的防癌体检 ·

防癌体检的目的是筛查常见肿瘤，如肺癌、肝癌、乳腺癌、宫颈癌等，具体选择什么项目，需要根据不同人群、年龄、家族史等，进行个性化选择。另外，还要注意定期体检。

（1）45 岁以上，每年做一次腹部 CT。

（2）婚后或有性行为的女性，建议定期行 HPV 和 TCT 检查；若结果皆为阴性，每隔 3 年再复查一次。

（3）超过 35 岁的女性，每年做 1 次乳腺超声和钼靶检查。

（4）如果有乙型肝炎史，建议每隔半年进行肝脏超声和血甲胎蛋白（alpha-fetoprotein，AFP）检查，50 岁以上的人群建议定期进行胃肠镜检查。

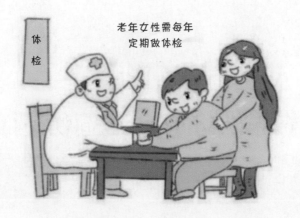

老年女性需每年
定期做体检

体检

· 总　结 ·

总的来说，对于宫颈癌、子宫内膜癌和卵巢癌这三大妇科肿瘤，筛查策略并不相同。

❖ 宫颈癌病因明确，筛查方法较为简便，筛查策略不断改进。宫颈癌筛查能明确降低病死率，一般采取普查方式。

❖ 子宫内膜癌主要发生于绝经后的妇女。患者突出特点是通常有异常阴道出血的症状。因此，子宫内膜癌的筛查重点是有子宫内膜癌高危因素的人群，尤其是发生异常阴道出血的人群。

❖ 卵巢癌无特异症状，且无特异性筛查方法，因此筛查效率较低。卵巢癌的筛查重点是关注有卵巢癌高危风险因素的人群。

② 妇科肿瘤的筛查，简便易行

近年来，随着医学技术的不断发展，妇科肿瘤的早期筛查取得了新的进展。妇科肿瘤早期筛查是预防和治疗妇科肿瘤的重要手段。目前，常用的早期筛查方法主要包括宫颈涂片、阴道镜检查、乳腺 X 线摄片和血清肿瘤标志物检测等。虽然筛查手段越来越多，大多数却相对简便、易行，有的甚至可以自己在家中进行。今天就妇科肿瘤常用的筛查方法向大家做简单介绍。

人乳头瘤病毒检测

人乳头瘤病毒（HPV）检测的目标人群不仅是 HPV 感染者，还包括有罹患宫颈癌高风险的人群。HPV 检查需要在宫颈外口及宫颈管内取分泌物。取材前，对于分泌物多的女性，建议用棉签轻轻擦拭，然后将特制的取材器沿宫颈口缓缓推入宫颈管内，沿同一方向旋转数周，取出后分泌物后将其放置在专用的标本容器内送检。

> 注意事项

需要注意的是，为了避免破坏阴道的环境及宫颈表面的细胞，进行 HPV 检查前 24 小时内是要禁止性生活及阴道灌洗、上药的。

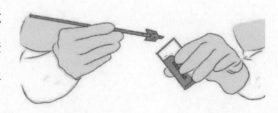

· 液基薄层细胞学检查 ·

液基薄层细胞学检查（TCT）取宫颈部位脱落细胞进行检查。取材方法是将取材专用刷放置在宫颈鳞-柱交接部（此处是宫颈癌的好发部位），轻轻旋转数周后取出，然后将取材刷的头部放置在专用的细胞保存瓶内送检。

> 注意事项

（1）在检查前48小时内禁止阴道冲洗及上药，更不可以有性生活。

（2）如果有阴道炎，最好治愈后再做筛查。不建议在月经期进行检查。

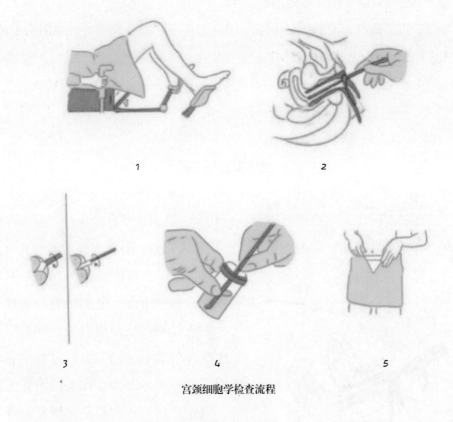

1   2

3   4   5

宫颈细胞学检查流程

HPV检测和TCT采集的是宫颈表面的脱落细胞，因而留取标本时被检者是没有任何疼痛感觉的，大家没必要对检查过于紧张和焦虑。

阴道镜检查

阴道镜检查（colposcopy）是利用阴道镜，在强光源照射下将宫颈阴道部位的上皮放大 10～40 倍进行直接观察，以观察肉眼看不到的微小病变，并在可疑部位进行定位活组织检查，以提高宫颈疾病的确诊率。

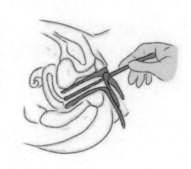

> 注意事项

（1）做阴道镜检查前无须空腹。

（2）阴道镜检查前的 24 小时内，禁止性生活、避免阴道冲洗或阴道上药、避免进行子宫颈刮片或双合诊检查。

（3）有急性或亚急性妇科疾病的患者，应首先将疾病治愈后再行检查。

（4）阴道镜检查应避开经期进行。

宫腔镜检查

宫腔镜是一项新的微创性妇科诊疗技术，是用于子宫腔内检查和治疗的一种纤维光源内窥镜。它利用镜体的前部进入宫腔，对所观察的部位具有放大效应，可以直视观察颈管、宫颈内口、子宫腔及输卵管开口处的生理与病理变化，以便针对病变组织直观、准确取材并送病理学检查，同时也可以直接在宫腔镜下进行手术治疗。宫腔镜因其无切口、操作时间短、创伤小、恢复快等特点，已被广泛应用于宫腔疾病的诊断和治疗。

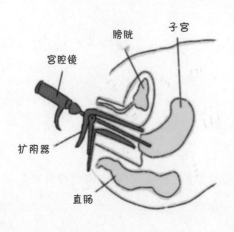

膀胱　子宫
宫腔镜
扩阴器
直肠

> 注意事项

（1）宫腔镜检查前的注意事项。

1）宫腔镜检查一般在月经干净后3～7天进行最佳。

2）月经后和术前3天禁止性生活。

3）可适当憋尿，便于检查中B超监护。

4）检查前常规需要检查：传染病［乙型肝炎、人类免疫缺陷病毒（human immunodeficiency virus，HIV）、丙型肝炎病毒（hepatitis C virus，HCV）、梅毒螺旋体等］相关检测项目，如乙型肝炎表面抗原、梅毒快速血浆反应素试验（rapid plasma regain test，RPR test；常简称为"RPR试验"）等，以及肝功能、肾功能、心电图、血常规、凝血功能、尿常规和白带常规。

5）以下人群不适合做宫腔镜检查：① 活动性子宫出血者（少量出血或有特殊指征者除外）；② 急性或亚急性生殖道感染者；③ 近期（3个月内）有子宫穿孔或子宫手术史者；④ 欲继续妊娠者；⑤ 宫颈恶性肿瘤者；⑥ 生殖道结核，未经适当抗结核治疗者；⑦ 宫腔过度狭小或宫颈过窄者；⑧ 严重心、肺、肝、肾等脏器疾病者，或存在代谢性酸中毒等难以检查的情况；⑨ 检查前测体温升高者，需由医生评估后决定是否可以做宫腔镜检查。

（2）宫腔镜检查术后的注意事项。

1）要禁止性生活、盆浴1个月。

2）至少休息1周。

3）需遵医嘱适当口服抗生素。

4）一般检查后一周内会有少量阴道出血；但如果出血多，需及时来院就诊。

诊断性刮宫

诊断性刮宫（临床上常简称"诊刮"）分一般诊断性刮宫（即"一般诊刮"）和分段诊断性刮宫（即"分段诊刮"）。一般诊断性刮宫适用于内分泌异常而需了解子宫内膜变化及对性激素的反应、有无排卵、有无结核等问题。分段诊断性刮宫在操作时先刮颈管再刮宫腔，将刮出物分别送病理学检查，适用于筛查、诊断子宫颈癌、子宫内膜癌及其他子宫恶性肿瘤，并可了解肿瘤病灶的范围。

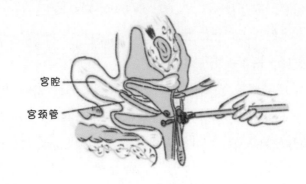

> **注意事项**

（1）诊断性刮宫前的注意事项。

1）禁止性生活：术前禁止性生活5天，避免引起子宫颈感染或炎症，影响手术效果。

2）避免紧张：诊断性刮宫引起的疼痛有点像痛经。很多患者由于不了解诊断性刮宫而对这一操作充满恐惧，担心手术时间长、疼痛程度重。其实，诊断性刮宫的整个过程只有5分钟左右，手术过程中可能会感到下腹胀痛和恶心，但一般都可以忍受，也无需麻醉。如果患者宫颈内口较紧，手术时扩张宫颈可能造成疼痛程度较重；此时可告知医生，在医生的同意下，采用表面麻醉以减轻疼痛。要避免过度紧张，以减轻手术时的不适感。

（2）诊断性刮宫后的注意事项。

1）观察出血：观察患者有无腹痛和阴道出血，1～2小时后方可离院。持续的腹痛或大量阴道出血需要及时就医。

2）预防感染：根据医嘱服用抗生素3～5天，预防感染并促进伤口愈合。注意保持外阴卫生，定期更换卫生巾，避免感染的发生。术后2周内禁止性生活及盆浴，以免引起感染或影响伤口愈合。

3）及时复查：术后1周后复查，医生会根据复查结果评估患者的康复情况，进行下一步的诊疗。

③

妇科肿瘤筛查项目报告该如何解读

相信大部分成年女性都做过妇科肿瘤相关的检查，但大多数人拿到报告却犯难了。

难处 1：看不懂。明明报告上每个字都认识，连起来怎么就成天书了呢？

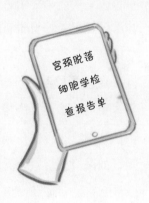

难处 2：被吓着。被报告上突然出现的"糜烂""囊肿""阳性""回声不均"等字眼吓得不轻，怀疑自己是不是得了什么绝症。

今天就来跟大家说道说道，常见的妇科检查报告该怎么看。

・人乳头瘤病毒检测报告・

人乳头瘤病毒（HPV）感染是宫颈癌的主要致病因素，绝大多数宫颈癌标本中可检测到 HPV 基因组或基因片段。HPV 检测报告阴性为正常。

・分型检测

HPV 分型检测后，报告单上会显示患者感染的人乳头瘤病毒类型。目前确定的 HPV 基因型有 120 余种，依其致病性不同主要将 HPV 分为高危型和低危型两大类。

> 高危型 HPV

如 HPV 16 型、18 型、31 型、33 型、35 型、39 型、45 型、51 型、52 型、56 型、

58 型、59 型、68 型等，与宫颈癌及宫颈上皮内瘤变的发生相关。

> 低危型 HPV

如 HPV6 型、11 型、42 型、43 型、44 型等，常引起生殖道湿疣等良性病变。

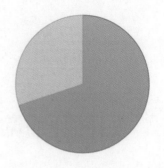

■ HPV 16、18 ■ 其他高危型 HPV

· 定量检测

定量检测主要用于检测自身感染的病毒数量。如果检测结果大于 1pg/ml，意味着已感染人乳头瘤病毒。检测结果数值越大，感染程度越深。

· 免疫学检测

免疫学检测是指检测人乳头瘤病毒 DNA 中间的基因片段。如果检测结果为阳性，则意味着存在病毒感染，表明宫颈区域可能已发生病理变化，存在癌变风险；如果检测结果为阴性，则没有癌变风险。

宫颈细胞学检查报告

目前临床上宫颈细胞学检查主要采用巴氏细胞学分级和宫颈细胞学贝塞斯达报告系统。

· 巴氏细胞学分级

临床上又称为"巴氏染色分类"，可以分为 5 个等级。Ⅰ级、Ⅱ级一般都不需要特殊处理。

Ⅰ级：代表没有发现异常细胞，属于正常。

Ⅱ级：代表有炎症，一般不需要特殊处理。

Ⅲ级：代表可疑肿瘤细胞有核异质改变，但不能肯定，需要进一步随诊检查以确诊。

Ⅳ级：代表发现可疑肿瘤细胞，需要进一步检查才能确诊。

Ⅴ级：代表高度怀疑有恶性肿瘤细胞，需要进一步检查才能确诊，可以进行病理学活组织检查。

• 宫颈细胞学贝塞斯达报告系统

即临床常说的"TBS 分类法"，常见的分类如下。

> NILM

即"未见上皮内病变细胞或者是恶性细胞"（negative for intraepithelial lesion or malignancy），表示宫颈细胞正常，无需特殊处理。

> ASCUS

即"不能明确意义的非典型鳞状上皮细胞"（atypical squamous cells of undetermined significance），表示宫颈细胞可能发生病变。若合并高危型 HPV 感染，则需要进行阴道镜下宫颈活组织检查确诊，如无高危型 HPV 感染，可 3 ～ 6 月后复查 TCT。

> ASC-H

即"非典型鳞状上皮细胞，不排除高度鳞状上皮内病变"（atypical squamous cells, cannot exclude high-grade squamous intraepithelial lesion），表示宫颈细胞发生癌前病变或癌变，但是细胞的异常不够明确，不能确切诊断，需要进行阴道镜下宫颈活组织检查确诊。

> LSIL

即"低级别鳞状上皮内病变"（low-grade squamous intraepithelial lesion），表示宫颈细胞可能发生低级别的癌前病变，需要进行阴道镜下宫颈活组织检查进一步确诊。

> HSIL

即"高级别鳞状上皮内病变"（high-grade squamous intraepithelial lesion），表示宫颈细胞发生可疑高级别癌前病变，需要进行阴道镜下宫颈活组织检查确诊。

如果拿到宫颈癌细胞学报告单之后，结果显示是"未见上皮内病变细胞或者是恶性细胞"，只要定期随访就可以。如果发现 ASCUS 以上，即 ASC-H、LSIL、HSIL 的细胞学报告单，需要找到宫颈专科医生进一步评估，排除是否存在宫颈癌前病变。如果结果提示 ASCUS，则按上述要求随诊。

阴道镜检查报告

完整的阴道镜检查报告由四部分组成：

· 患者的一般情况

包括姓名、年龄、生育史、月经史、避孕情况等。

· 患者的临床症状

患者做阴道镜检查的原因，包括是否存在接触性出血、既往宫颈癌筛查结果、TCT 和 HPV 是否异常等。

· 阴道镜下图像描述

描述属于正常阴道镜下宫颈图像还是异常图像，以及异常阴道镜图像类型、范围、轻重程度，如是否出现醋酸白色上皮、异形血管、镶嵌等。

· 阴道镜下诊断

针对图像给予提示。阴道镜下诊断应该明确属于正常宫颈还是低级别病变、高级别病变，并判断患者是否需进行活组织检查、活组织检查报告时间及活组织检查后注意事项。

宫腔镜检查报告

宫腔镜检查报告主要是看结论有无提示异常及有无取病理组织。若宫腔镜检查报告显示进行了异常组织取样，则解读宫腔镜检查报告时需结合病理报告。建议有异常时应首先咨询医生，避免遗漏和增加不必要的心理负担。

诊断性刮宫报告

诊断性刮宫用刮取的子宫内膜作病理学检查。一般情况下，病理报告单可能会有以下几种情况。

正常：结果会描述为增殖期子宫内膜、分泌期子宫内膜。

良性：结果会描述为子宫内膜息肉、子宫内膜单纯性增生、子宫内膜复杂性增生。如果出现单纯性增生或者复杂性增生的描述，则需要咨询医生是否用药干预，防止进一步的进展。

其他：如果结果出现子宫内膜非典型增生，代表是子宫内膜的癌前病变；如果结果是子宫内膜恶性肿瘤，也会在结果中出现子宫内膜腺癌等描述。

病理报告

在疾病的诊断中，影像学检查通常提供的都是"考虑"或者"可疑"等参考性的结论。而病理诊断是确诊肿瘤的金标准，病理报告也是临床治疗的可靠依据。

· 病理报告的组成

> 病理诊断

病理诊断（pathologic diagnosis）是通过对活组织、细胞病理学标本和尸体解剖等进行病理学检查，根据对临床表现、手术所见、肉眼变化和镜下特征甚至分子免疫与遗传标记等的综合分析而对疾病做出诊断，有时尚需结合特殊检查、随访检查。病理学诊断为临床确定疾病诊断、制订治疗方案、评估疾病预后和总结诊治经验等提供了重要依据，并且在疾病的预防中也起到重要作用。

病理诊断是病理报告中最重要的部分，包括是否为肿瘤，肿瘤是良性还是恶性，如果是恶性的，则需要确定该恶性肿瘤的大小、分化程度、浸润深度、有无淋巴结转移，切缘是否干净、有无脉管癌栓和神经侵犯及病理分期等信息。这些信息会作为临床治疗的重要参考依据。

> 细胞分子学报告

记载了肿瘤组织分子学情况，如激素受体情况、基因表达情况等，这就像肿瘤细胞的个性特征分析。

·病例报告中常见的专业术语

> 不典型增生

不典型增生（atypical hyperplasia）也称非典型增生，又称异型增生（dysplasia），是癌前病变的形态学表现。一般认为，恶性肿瘤发生前几乎均有不典型增生。及时发现和治疗不典型增生，可预防相应部位癌变的发生。

> 分化

分化是组织的细胞从胚胎到发育成熟的过程，肿瘤的发生、发展也具有相似的分化特征。通常，恶性肿瘤可分为高分化（低度恶性）、中分化（中度恶性）、低或者未分化（高度恶性）。需要注意的是，肿瘤分级中的级别高低与分化程度的高低恰恰相反：分化程度越高则级别越低，恶性程度也就越低；相反，分化程度越低则级别越高，恶性程度也就越高。

> 交界性肿瘤

交界性肿瘤是指肿瘤的良恶性难以区分，或者恶性潜能未定的肿瘤病变。

> 可疑癌

通常报告单上会出现"考虑为……""倾向于……""符合……""疑似……"或"……可能性大"等字样。这是一种诊断上不确定时的常用词汇，需要结合临床。

> 癌前病变

癌前病变是恶性肿瘤发生前的一个特殊阶段。如果治疗不及时，有可能转化为恶性肿瘤，但也并不是一定会发生转变。

> 原位癌

原位癌是指上皮组织癌变，但未突破基底膜的一种肿瘤。这是不典型增生细胞进一步发展的结果。原位癌一般是由癌前病变转化而来，也是肿瘤的最早期阶段。例如，最早期的子宫颈癌是原位癌，患者自觉没有症状，肉眼也看不出癌变，可通过宫颈癌筛查的方法及时发现并予以治疗，其治愈率非常高。

> 浸润癌

浸润癌是肿瘤的一种形式。它的特点是肿瘤形状不规则、具有破坏性、呈网状的浸润性形式。浸润癌是原位癌细胞突破基底膜后形成的。

> 转移

指肿瘤细胞从原发部位侵入淋巴管、血管或者其他途径而被带到他处继续生长，形成与原发肿瘤相同类型肿瘤的过程。所形成的肿瘤称为转移癌或者转移瘤。

上述只是病理报告的部分内容，读懂、读透病理报告并不是件容易的事情，而且患者个体情况不同，病理报告涉及的信息也不尽相同，最终还是需要专业的医生来解读和评估。

④

女性腹痛，谨防妇科肿瘤来惹祸

下腹痛，对于女性朋友来说是家常便饭。其实通常所说的"肚子痛"是一种广泛的概念，它不是一种疾病名称，而只是一种症状。但是，你知道女性下腹痛背后所隐藏的危机吗？对于女性，引起腹痛的原因很多，可能涉及多个系统的多种疾病。而最让女性关心的，也最容易被腹痛所蒙蔽的，正是女性的最大劲敌——妇科肿瘤。接下来，让我们一起来看看引起女性下腹痛的可能的妇科原因，避免被腹痛的表象所迷惑。

引起女性下腹痛的常见妇科原因有哪些

· 痛经

在月经前后或经期中发生的下腹部痉挛性疼痛，称为痛经。表现为小腹胀痛、腰酸，或合并有头痛、乏力、头晕、精神紧张、情绪不稳定等。

痛经有原发性和继发性之分。原发性痛经者，生殖器官无器质性病变，主要与子宫内膜前列腺素含量增高有关。如果生殖器官有明显病变，如由子宫内膜异位症、盆腔炎等引起的痛经，称为继发性痛经，它常发生在 30～40 岁的女性。痛经疼痛剧烈时，患者面色苍白、出冷汗、手足发冷、恶心、呕吐，甚至可能有晕厥、虚脱。所以，长期痛经不可忽视，特别对于育龄女性，小小的痛经也许会影响到生育。

• 异位妊娠

异位妊娠（ectopic pregnancy，EP），俗称"宫外孕"，是指受精卵在子宫体腔以外的部位着床和发育。最常见的异位着床部位为输卵管（占 95% 以上），也有少部分患者出现卵巢、宫颈、腹腔等部位的异位妊娠。输卵管妊娠流产或破裂时，患者会突然感到一侧下腹部撕裂样疼痛，伴有恶心、呕吐、便意感、下坠感，严重时可出现晕厥和休克。患者一般还有 6 ～ 8 周停经和不规则的阴道流血史。

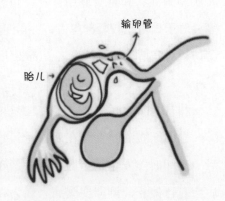

异位妊娠是妇科常见的急腹症之一，主要病因有慢性输卵管炎导致管腔部分粘连或狭窄、输卵管发育不良或功能异常、受精卵游走、宫内节育器下移或位置变动导致避孕失败等。

女性朋友平时要保持良好的卫生习惯，防止发生盆腔感染。如果发生盆腔感染，一定要积极、彻底治疗。放置宫内节育器者应定期检查。若有停经史，伴有阴道流血、下腹部隐痛者，不能乱服止血药，应及时就医。

• 急性盆腔炎

急性盆腔炎是女性内生殖器及其周围的结缔组织、盆腔腹膜发生急性的炎症，主要包括子宫内膜炎、输卵管炎、输卵管卵巢脓肿、盆腔腹膜炎，其中最常见的是输卵管炎。经期卫生不良、经期性交、盆腔其他器官发生炎症，或原有慢性盆腔炎而近期身体抵抗力有所下降，均可能造成急性盆腔炎的发作。

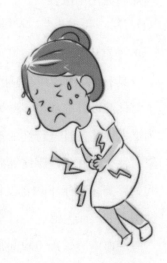

急性盆腔炎主要表现为下腹痛、发热、阴道分泌物增多，甚至可有寒战、高热、头痛、食欲不振。如有脓肿形成，可有下腹包块及局部压迫刺激症状，如

膀胱刺激症状和直肠刺激症状，可呈持续性。临床上急性盆腔炎常用抗生素治疗。对于病情比较轻的患者，一般选择口服抗生素，比如头孢类的，并且要定期随访；对病情比较重的患者，需要住院积极治疗。

· 排卵期腹痛

排卵期腹痛是女性在两次月经之间（相当于排卵时）发生的下腹痛，一般 1～2 天后会自行停止。排卵期腹痛表现为在月经干净以后半个月左右出现的腹痛，一般为隐痛或胀痛，时间较短。因女性两侧卵巢多轮换排卵，故排卵期腹痛在两侧下腹部可轮流发生，有时伴有出血。

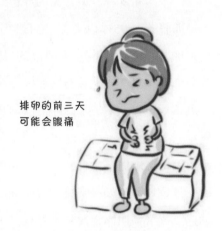

排卵的前三天
可能会腹痛

排卵期腹痛属于正常的生理现象。女性月经来潮后，卵巢每月有一个成熟的卵子排出。排卵时，由于卵巢表面的纤维组织破裂，小血管和神经受损而产生疼痛。此外，排卵时卵细胞里有少量液体自行溢出进入腹腔，刺激腹膜后也会引起腹痛。约 20% 的排卵期腹痛女性可同时发生排卵期出血，但出血量不多，持续时间短。因此，女性朋友不必为此惊慌、担忧，随着年龄的增长，排卵期腹痛症状会逐渐减轻。

· 子宫内膜异位症

具有生长能力及功能的子宫内膜组织出现在子宫体腔以外的部位，称为子宫内膜异位症。表现为继发性痛经且进行性加重、月经失调、不孕、发烧、性交痛和急性腹痛等症状。子宫内膜异位症引起的疼痛多位于下腹部及腰骶部，可放射至阴道、会阴、肛门或大腿。

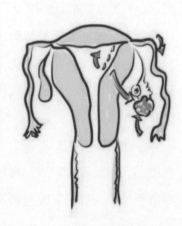

经血中的子宫内膜细胞随血逆流，经输卵管进

入腹腔，种植于卵巢表面或盆腔其他部位，由此引发疼痛。痛经随病变的加重而逐渐加剧，是子宫内膜异位症的特点。

子宫内膜异位症患者年龄多为 25～49 岁，与初潮年龄相关。初潮年龄小，经血逆流早，内膜种植机会大。子宫内膜异位症患者不孕率高达 40%，所以应引起女性朋友的重视。

· 妇科肿瘤

实际上，下腹痛并不是妇科肿瘤的常见症状，有些子宫肌瘤患者可以有经期腹痛。如卵巢肿瘤发生蒂扭转或破裂，可出现剧烈疼痛，表现为突发一侧下腹部剧烈疼痛，伴有恶心、呕吐，患侧有压痛、能触及明显包块。

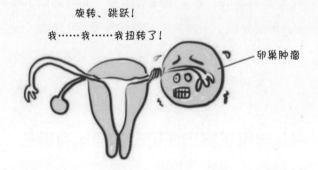

子宫或卵巢等妇科肿瘤，早期多无下腹部疼痛。但因肿瘤生长速度较快，很快就能出现腹胀、腹部不适等症状。当肿瘤向周围组织浸润，或与盆腔其他组织发生粘连或压迫神经时，可引起持续剧烈腹痛、腰痛及坐骨神经痛。当发生肿瘤广泛种植时，则腹痛可波及整个下腹部。

下腹痛是女性常见的症状，多由妇科疾病引起，因此要根据下腹部疼痛的性质、特点等综合考虑。女性朋友出现下腹部疼痛时，建议及时到医院就诊，进一步做妇科检查、经阴道超声检查和全身体格检查等，查明原因，对症治疗。切莫疏忽大意或拖延，以防加重病情。

5

不容忽视的异常子宫出血

异常子宫出血是指月经的周期频率、规律性、经期长度、经期出血量中的任何一项或多项发生异常，是妇科常见的症状。造成异常子宫出血的原因有很多，并不一定就是妇科肿瘤引起的。如果单纯是因为功能失调而引起的异常子宫出血，一般不会癌变；但若是由于子宫内膜或宫颈病变而引起的出血，则不能排除癌变。所以，如果女性朋友出现了异常子宫出血，一定要特别警惕，及时去医院检查身体到底出现了什么问题。

引起异常子宫出血可能的原因有哪些

· 阴道损伤

阴道异物可以损伤阴道壁引起出血。绝经后的妇女由于阴道壁变薄，性生活时也有可能造成损伤而导致阴道出血。

· 阴道炎症

阴道炎症患者的阴道黏膜可出现表浅的溃疡面或糜烂面，表面可以有出血，多伴有外阴痒痛、白带增多及白带性状的改变。

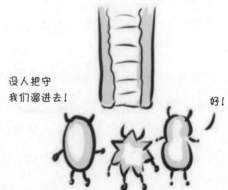

· 阴道肿瘤

阴道肿瘤时，肿瘤表面可因感染发生坏死、溃疡，引起阴道不规则出血，但一般出血量不多。

· 宫颈炎症

慢性宫颈炎患者有时也会发生阴道出血，多为白带中夹血丝，且多为接触性出血。宫颈结核病变组织可以发生溃疡，溃疡面破裂会导致出血；有时病变组织呈结节状、乳头状，由于质地很脆，也容易发生出血。

· 宫颈肿瘤

如为宫颈恶性肿瘤，当肿瘤侵犯间质内血管时可以引起阴道出血。此种疾病引起的出血，开始时为接触性出血，以后进展为少量不规则阴道出血，晚期出血量增多，甚至出现大出血。

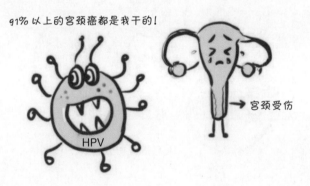

91% 以上的宫颈癌都是我干的！

HPV

→ 宫颈受伤

· 子宫内膜息肉

当子宫内膜息肉变大时，会压迫周围的子宫内膜，使其对雌、孕激素的反应能力改变，不能正常脱落，导致异常子宫出血。

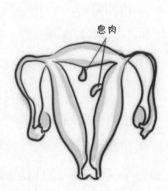

息肉

· 子宫腺肌病

子宫腺肌病是子宫内膜腺体和间质侵入子宫肌

层所致的疾病。由于侵入子宫肌层的病灶导致子宫肌层收缩不良，可能引发异常子宫出血。

• 子宫肌瘤

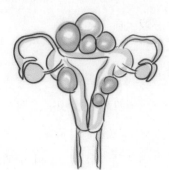

由于子宫肌瘤周围的血管充血、脆性增加，且肌瘤产生的某些物质干扰了内膜的正常凝血，可能引发异常子宫出血。

• 子宫内膜不典型增生及子宫内膜癌

子宫内膜不典型增生是指一种癌前病变，子宫内膜癌是一种恶性肿瘤。两者可能由于肿瘤细胞浸润子宫内膜，使子宫内膜坏死、脱落，导致异常子宫出血。

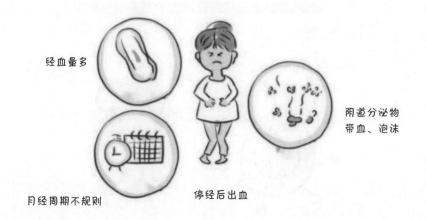

• 排卵障碍

下丘脑-垂体-卵巢功能异常引起排卵障碍时，会使孕激素分泌不足，子宫内膜在雌激素的持续刺激下不断增殖、不规则剥脱而引发异常子宫出血。

• 子宫内膜局部异常

如果月经周期规律，而且排卵正常，在排除其他的病因后，引起异常子宫出血的原因可能是子宫内膜局部异常，如子宫内膜局部凝血机制异常等。

·血液系统疾病

特发性血小板减少性紫癜、白血病、再生障碍性贫血或者肝功能损害等血液系统疾病，会通过干扰凝血过程中的某些凝血因子，造成凝血异常而引发异常子宫出血。

·其他

对于性生活正常的性成熟女性，还要排除病理妊娠的原因，如异位妊娠、先兆流产、妊娠滋养细胞肿瘤。

总之，异常子宫出血属于异常现象，需要根据年龄、性生活情况及病变的危害程度，逐一鉴别出血的原因。由于异常子宫出血病因种类较多，暂时没有明确的预防措施，可通过养成健康的生活习惯、增强体质、避免风险因素等来减少发病。

· 健康小贴士 ·

以下是一些给女性朋友的健康小贴士，可以帮助养成健康的生活习惯，增强身体免疫力。

❖ 规律生活，做到有张有弛，避免过度劳累，保证充足睡眠。

❖ 戒烟、戒酒，加强锻炼，增强体质。

❖ 养成良好的饮食习惯，增加富含蛋白质、铁与维生素的食物，三餐定时，不偏食、不挑食。

❖ 保持心情愉悦，避免过度紧张与精神刺激。

❖ 注意随着天气变化而增减衣物，避免过冷、过热引起内分泌紊乱而致经期延长、出血增多。

❖ 积极预防全身疾病，注意经期卫生。

6

腹胀：卵巢癌的"红牌警告"

一提起腹胀，人们最先会想到消化系统疾病，如胃炎、肝胆疾病等，极少有人会考虑到肿瘤，尤其是妇科肿瘤。妇科肿瘤中较常见的卵巢癌，其早期症状与消化系统疾病的症状类似，常表现为腹胀、胃纳不佳或明显消瘦等。腹胀常为卵巢癌的首发症状，是卵巢癌发出的"红牌"警告。因此，女性应该仔细观察身体的变化。如果自己无法分辨身体变化是正常还是异常，应及早请医生来帮助，千万不可疏忽大意。

引起腹胀的原因有哪些

临床上常见的引起腹胀的原因有很多，包括消化系统疾病、电解质紊乱、早孕反应、妇科肿瘤及情绪问题等。

• 消化系统疾病

消化系统疾病是指包括食管、胃、肠、肝、胆、胰等在内的消化系统脏器的器质性和功能性疾病，如消化不良、肝功能异常等，临床上十分常见，可引起腹胀。

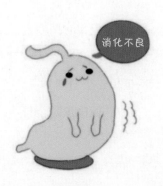

消化不良

• 电解质紊乱

电解质紊乱是指人体内电解质不平衡的一种状态，

可导致多种症状，波及多个系统。电解质广泛存在于人的各种组织中，参与构成人体组织和细胞内外环境，是人体组织和细胞维持生理功能和新陈代谢的基础。电解质主要包括钾、钠、钙、镁、磷等阳离子，以及氯、碳酸氢根、硫酸根等阴离子，当其中某个或多个离子的数值不在正常范围内，即为电解质紊乱，如低钠血症、低钾血症、低磷血症等。电解质紊乱也会出现乏力、腹胀、食欲减退等表现。

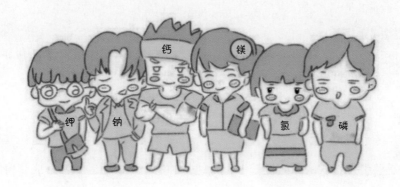

· 早孕反应

早孕反应是指在妊娠早期（停经 6 周左右），孕妇因体内绒毛膜促性腺激素（HCG）增多、胃酸分泌减少及胃排空时间延长，而导致的头晕、乏力、食欲不振、喜酸食物或厌恶油腻、恶心、晨起呕吐等一系列症状。这些症状一般不需特殊

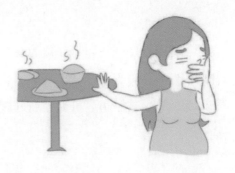

处理，妊娠 12 周后随着体内 HCG 水平的下降，症状多自然消失。育龄期女性需要注意是否为早孕反应所引起的消化道腹胀。

· 妇科肿瘤

妇科肿瘤有时也会表现为明显的消化道症状。卵巢癌的首发症状常常表现在胃肠道。当肿瘤累及腹膜、消化道时，可能引起食欲减退、腹胀、腹痛、排便习惯改变、大便形状改变等消化系统症状。卵巢癌患者因肿瘤细胞异常增殖，容易

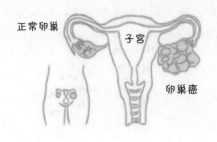

正常卵巢　子宫　卵巢癌

出现精神萎靡、浑身乏力、没有食欲等情况；随着肿瘤的增大，患者可能会有腹胀、腹痛等表现；若出现腹腔积液，腹胀将更为明显。卵巢癌患者往往因胃纳不佳、腹胀或明显消瘦而就诊消化科。

·情绪问题

焦虑、抑郁、过度兴奋、悲伤等情绪问题也是导致腹胀的常见原因。

卵巢癌为什么会引起腹胀

卵巢癌引发腹胀的原因比较多，可能是肿瘤增大、腹腔积液形成、胃肠道功能紊乱、肿瘤细胞转移等。

·肿瘤增大

卵巢癌是发生于卵巢部位的恶性肿瘤，患者在早期通常没有明显症状。随着病情发展，患者可能会出现腹胀、腹部包块、月经紊乱等症状。由于肿瘤逐渐增大，压迫胃肠道，可能会引起腹胀的情况，还可能伴有恶心、食欲不振等症状。

·腹腔积液形成

卵巢癌患者在疾病晚期，可能会出现大量腹腔积液的情况，从而导致腹腔内压力增大，引起腹胀、呼吸困难等不适症状。

·胃肠道功能紊乱

卵巢癌患者在疾病晚期，由于胃肠道蠕动减慢，可能会引起消化不良的情况，从而引发腹胀、腹痛、恶心等。

· 肿瘤细胞转移

卵巢癌如果不能得到及时治疗，有可能会发生癌细胞转移。如果转移到肠管，可能会导致肠管胀气，出现腹胀的情况。

· 卵巢癌引起的腹胀，该怎么办 ·

卵巢癌引发腹胀的原因比较多，因此需要根据不同的病因进行治疗。

· 肿瘤增大

如果是卵巢肿瘤逐渐增大引发的腹胀，需要进行手术治疗，切除肿瘤。如果是恶性肿瘤，术后常需要配合放射治疗、化学治疗。

· 腹腔积液形成

如果是腹腔积液逐渐增多引起的腹胀，可以在医生指导下使用螺内酯等利尿剂，促进腹腔积液排出，缓解腹胀的情况。同时，也可以通过腹腔穿刺抽液的方式进行治疗。

· 胃肠道功能紊乱

如果是胃肠道功能紊乱引起的腹胀，可以在医生的指导下使用多潘立酮、枸橼酸莫沙必利等药物进行治疗，也可以通过腹部按摩的方式进行缓解。

· 肿瘤细胞转移

如果是肿瘤细胞转移引起的腹胀，可以在医生指导下通过化学治疗、放射治疗等方式进行治疗；同时，也可以通过胃肠减压的方式缓解腹胀。

总的来说，女性突然出现不明原因的腹胀、食欲不振、短期内体重增加或消瘦等现象，应及时就医，排除卵巢癌等肿瘤的可能性。

（7）

腹围增加的原因就是"发福"？
也可能是妇科疾病

　　大多数女性都希望自己拥有苗条的身材、纤细的腰肢。如果女性朋友在饮食量、运动量变化不大的情况下，短期内出现腹围、腰围明显增大，一方面要排除自己怀孕了，另一方面也不要轻易认为自己是长胖了。腹围的增加除了有可能是变胖了，还要警惕是否是疾病所引起的。当女性意识到自己的小腹增大、腰围变大，牛仔裤穿得愈来愈紧时，或许需要排查以下原因。

· 什么原因会引起腹围增加 ·

·腹型肥胖

　　腹围增大，如未伴随其他不适症状，最常见的可能就是变胖了。肥胖是腹围增大最普遍的原因。腹型肥胖导致皮下组织和网膜处脂肪堆积太多，使腹部向外突起，一般表现为腹部中间凸出，躺下来时肚子不容易往腹部两边下垂。对于亚洲人而言，如果女性腹围超过 80 厘米，就会增加多种慢性疾病的罹患风险。

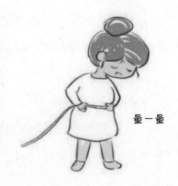

量一量

·消化道梗阻

　　消化道梗阻时，胃肠道内容物和气体不能顺利排出来，会使腹围增大、腹部绷紧。患者伴随腹痛、恶心、呕吐、大便异常等症状，用手敲腹部时会出现类似墙面空鼓的"咚咚"声，腹部也可看到肠形或蠕动波。消化道梗阻常见于急性肠炎、顽固性便秘、幽门梗阻、肠梗阻等疾病。

痛

• 尿潴留

假如腹胀、腹围增加仅限于小腹部，就需要留意有无排尿困难、尿潴留，即膀胱内尿液是否能够及时、完全排出。尿潴留时小腹部正中显著膨胀，有压疼，轻敲时呈现浊音。患者常有排尿不畅史，或有服用可能引起排尿不畅的药品病史。

• 腹腔积液

腹腔积液是腹围增大的常见原因之一。腹腔积液分为感染性和非感染性，常见于肝硬化、亚急性肝坏死、慢性充血性心力衰竭、肿瘤晚期、腹膜炎、肾功能衰竭等疾病。腹腔积液引起腹围增加时，患者表现为腹部滚圆如同孕妇，体重迅速增加，甚至会阴部、大腿、小腿也出现水肿，可伴有食欲下降、逐渐消瘦、腹部胀痛和呼吸困难。

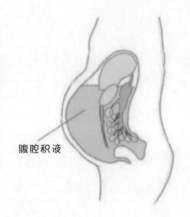

腹腔积液

• 妇科问题

女性腹围突然增大，还需要警惕妇科问题，尤其是卵巢相关疾病。卵巢相关疾病是一大类常见的妇科疾病，可发生在任何年龄段，育龄女性尤为多见。部分卵巢疾病很爱"乔装"，除腹部突然增大外，还可表现为腹胀、腹痛、月经紊乱、毛发过

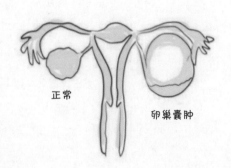

正常

卵巢囊肿

多、不孕等，严重时甚至危及生命。常见的卵巢问题有畸胎瘤、卵巢癌、卵巢子宫内膜异位囊肿（俗称卵巢"巧克力囊肿"）等。女性朋友如发现腹部明显增大，或者晨起空腹时按压腹部发现有肿物感，伴有腹胀、腹痛不适时，应及时就医查清原因。

总之，女性朋友如果发现自己"发胖"，尤其是不明原因腹围增大时，千万别一味减肥，要警惕卵巢问题在"作祟"。

8

腹腔积液难消时，小心妇科肿瘤

女性在做超声检查时，偶尔能够发现腹腔内存在积液。生理状况下，腹腔中存在的少量液体可润滑肠道，促进肠蠕动。通常，生理状况下腹腔内的液体量少于 200 ml；当液体异常增加至 200 ml 以上时称为腹腔积液，即俗称的"腹水"，是一种体征而非疾病，指腹腔内液体的病理性积聚。腹腔积液在临床上很常见，各个系统疾病都可能会引起腹腔积液，患者除原发病的症状以外，还可出现腹胀、轻度腹痛、乏力、恶心、呕吐、食欲不振；少量腹腔积液症状常不明显，大量腹腔积液可引起胸闷、气短、呼吸困难、少尿等。引起腹腔积液的常见病因不仅有肝脏疾病、心功能不全、肾功能不全、腹腔疾病等，还可能是盆腔疾病，尤其是妇科肿瘤。

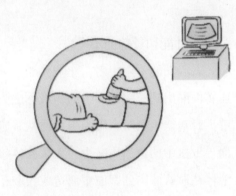

· 哪些疾病可以引起腹腔积液 ·

· 肝脏疾病

肝脏疾病可以引起腹腔积液，如肝硬化、肝炎等，约 80% 的腹腔积液源自肝硬化（首要病因）。肝硬化患者出现门静脉高压，使腹部血流回流障碍，引发腹腔积液。重度肝炎或其他肝病患者，若肝功能严重受损，肝脏合成蛋白质的功

能低下，形成低蛋白血症，也容易造成腹腔积液。此
类患者一般会有明显的肝区疼痛、腹胀、恶心、呕
吐，后期也会表现为贫血、低蛋白血症、全身水肿，
容易出现全身皮下黏膜出血点或瘀斑。

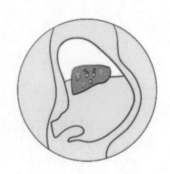

·肿瘤

肿瘤是第二大常见的腹腔积液原因，以消化系统肿瘤最多见。消化系统肿瘤
患者中，男性发生腹腔积液较女性更常见。引起腹腔积液的妇科肿瘤以卵巢癌、
宫颈癌、子宫内膜癌常见，部分女性患者确诊时就已经出现腹腔积液。因此当女
性发现自己有腹腔积液时，要注意妇科肿瘤的筛查。肿瘤累及腹膜或腹膜原发性
肿瘤所致的腹腔积液称为恶性腹腔积液，若腹腔积液中找到肿瘤细胞即可明确诊
断。临床上，妇科肿瘤患者一旦出现恶性腹腔积液，就意味着病变已出现局部转
移或全身扩散，是肿瘤晚期的标志。

·心功能和肾功能不全

右心功能不全患者，血液淤滞在体循环，液体从
血管内漏出到腹腔而产生的积液称之为心源性腹腔积
液。肾功能不全时，因为蛋白质从肾脏丢失过多，从
而导致血中的蛋白质减少，血浆胶体渗透压下降，使
液体从血管渗出到腹腔中而造成腹腔积液，称之为肾
源性腹腔积液。

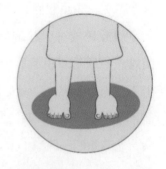

心源性腹腔积液引起的下肢水肿

·腹腔疾病

腹腔炎症可继发腹腔积液，如阑尾炎、消化道穿孔、腹腔内结核、肠梗阻
等。急性阑尾炎穿孔、胃溃疡穿孔会引起急性弥漫性腹膜炎，可出现腹腔积
液，患者表现为明显的疼痛、发热，伴有恶心、呕吐，腹膜刺激征阳性，腹腔
穿刺可抽得脓性液体。结核性腹膜炎患者可有大量腹腔积液，表现为腹部揉面

感，常伴低热、盗汗。肠梗阻患者的典型症状为腹部阵发性绞痛、腹胀、恶心、呕吐、停止肛门排气、排便，症状严重时会引起腹腔内炎性渗出，出现大量的腹腔积液。

· 盆腔疾病

盆腔疾病如盆腔炎、附件炎或盆腔脓肿时，大量炎性渗出物积聚于腹腔内，也会导致腹腔积液。子宫内膜异位症时，异位的内膜囊肿形成了积血，也可能会出现腹腔积液。宫外孕破裂或者卵巢黄体破裂，会导致腹腔内大出血，在超声检查时，也会提示腹腔积液。

· 其他

如果饮食结构不合理，或者为了追求"美丽"而盲目控制体重、节食，可能引起营养不良而导致腹腔积液。若腹部受到了外伤，使腹膜通透性增加，也可引起腹腔积液。此外，少部分不孕女性在试管辅助生殖治疗的过程中，如取卵后、胚胎移植后，也会出现腹腔积液。这主要是因为患者对促排卵药物较为敏感，药物引起多卵泡发育的同时，雌激素也过高，诱发卵巢过度刺激所致。此类患者多数症状较轻，表现为腹胀、腹部不适，可以不予处理，但腹腔积液严重者要进行对症治疗。

引起腹腔积液的原因有很多，涉及多个系统。因此，如发现腹腔积液，女性应及时到医院做相关检查以明确具体病因。如果确定是妇科肿瘤引起的腹腔积液，则应尽快采取有效的措施进行治疗。

参考文献

［1］曹冬焱.卵巢癌规范化诊疗与进展［J］.中国临床医生杂志，2023，51（3）：268-271.

［2］付海英，吴佳彬.HPV检测和液基薄层细胞学检查在宫颈癌筛查中的应用及筛查策略优化
［J］.中国妇幼保健，2021，36（12）：2738-2740.

［3］胡尚英，赵雪莲，张勇，等.《预防宫颈癌：WHO宫颈癌前病变筛查和治疗指南（第二版）》
解读［J］.中华医学杂志，2021，101（34）：2653-2657.

［4］胡毓婷，黄晓民，缪恺，等.超声造影联合血清学在卵巢癌早期筛查中的应用研究［J］.中国
超声医学杂志，2022，38（1）：95-98.

［5］李琼芳，陶群，尹宗智.盆腔磁共振成像和快速冰冻病理学检查对子宫内膜癌肌层浸润的诊
断价值［J］.中华全科医学，2021，19（2）：287-289.

［6］任文辉，赵雪莲，赵方辉.全球宫颈癌筛查指南制定现状的系统综述［J］.中华医学杂志，
2021，101（24）：1882-1889.

［7］沈丽娜，臧荣余.卵巢癌一级预防研究进展［J］.肿瘤防治研究，2023，50（3）：224-228.

［8］杨曦，廖秦平.子宫内膜癌筛查的现状及研究进展［J］.中国实用妇科与产科杂志，2021
（12）：037.

［9］伊碧霞，徐海霞，徐攀.宫腔细胞学联合阴道超声检查在子宫内膜癌筛查中的应用价值［J］.
中国妇产科临床杂志，2021，22（2）：181-182.

［10］张颖，段华.宫腔镜在子宫内膜癌高危因素评估中的应用进展［J］.首都医科大学学报，
2021，42（2）：214-218.

第2部份

妇科肿瘤的生物学
信号：肿瘤标志物

1

妇科肿瘤相关肿瘤标志物，您了解吗

肿瘤标志物（tumor marker，TM）是指当体内肿瘤出现时，会产生的一种或多种特定蛋白质、酶或核酸等物质，这些物质可以通过血液或其他体液标本进行检测，能帮助医生进行肿瘤筛查、诊断和治疗监测。目前，妇科肿瘤年轻化正成为一种趋势。对于女性来说，生殖器官是极其重要的器官，也是肿瘤的多发"地带"。讨论妇科肿瘤时，我们要对妇科肿瘤标志物有所了解，才能更好地预防和应对疾病。那么妇科肿瘤标志物都有哪些？其检测结果正常值为多少？检测异常代表什么含义？下面，让我们来简单介绍一下。

常用妇科肿瘤标志物有哪些

· 糖类抗原 125

糖类抗原 125（CA125）是卵巢癌检查的首选肿瘤标志物，检测结果＜ 35 U/ml 为正常。90% 以上卵巢癌患者 CA125 水平的高低与病情缓解或恶化程度相一致。CA125 可用于病情监测，其敏感性高，尤其对浆液性腺癌更具特异性。若 CA125 水平下降后复升，往往提示卵巢癌复发。

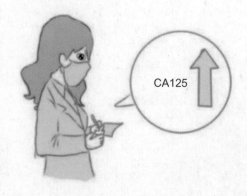

· 糖类抗原 19-9

糖类抗原 19-9（CA19-9）在卵巢黏液性腺癌和子宫内膜癌中可以升高，也是胰腺癌敏感性最高的标志物。血清 CA19-9 正常值为 < 37 U/ml，可用于监测肿瘤复发和判断患者预后，但其特异性欠佳。CA19-9 明显升高时，首先应考虑为肿瘤性病变，但应注意排除良性病变如盆腔炎等。

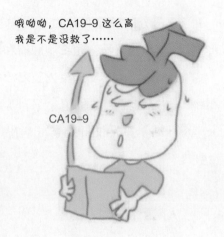

哦呦呦，CA19-9 这么高
我是不是没救了……

CA19-9

· 鳞状细胞癌抗原

鳞状细胞癌抗原（SCCA；部分医疗机构的检验单上也可能简写为"SCC"）是鳞状细胞癌检查的首选标志物，有较高的特异性。SCCA 正常临界值为 2 ng/L。它是外阴、阴道及宫颈鳞状细胞癌最敏感的标志物，也是监测治疗后病情变化的重要指标。SCCA 的水平与宫颈癌的病情进展和临床分期有关，肿瘤发生淋巴结转移时，SCCA 明显升高；化学治疗时，SCCA 水平越高，说明肿瘤对所用的化学治疗方案越不敏感。

· 癌胚抗原

一般认为血清癌胚抗原（CEA）< 5 ng/ml 为正常。CEA 是广谱的肿瘤标志物，无特异性标记功能，对不同妇科肿瘤诊断都具有一定的敏感性，在卵巢黏液性囊腺瘤、宫颈黏液腺癌中可以升高。血清 CEA 水平的持续升高常标志着卵巢癌复发，并且患者预后较差。CEA 在正常成人的血液中很难被测出，70% ～ 90% 的结肠腺癌患者 CEA 高度阳性。

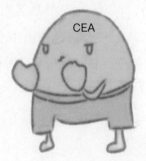

CEA

· 甲胎蛋白

正常人血清甲胎蛋白（AFP）正常值为 < 25 μg/L。

相当一部分的肿瘤可使血清 AFP 明显升高，如卵巢恶性生殖细胞肿瘤和未成熟畸胎瘤等。AFP 对卵巢内胚窦瘤的诊断和监测有较高的价值。另外，AFP 升高可见于原发性肝癌、肝病患者和孕妇。

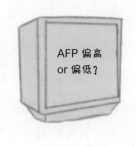
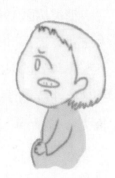

AFP 偏高
or 偏低?

· **人附睾蛋白 4**

人附睾蛋白 4（HE4）在卵巢癌组织中表达普遍上调，并且在大多数卵巢癌患者血清中含量升高。在鉴别卵巢良恶性肿瘤方面，HE4 灵敏度和特异性都较高，还能用于监测卵巢癌患者的病情变化，对卵巢癌复发有提示作用。

· **人绒毛膜促性腺激素**

人绒毛膜促性腺激素（HCG）主要由妊娠时的胎盘滋养细胞产生，妊娠滋养细胞疾病、生殖细胞肿瘤和其他恶性肿瘤也可产生 HCG。由于 HCG 中的 α 亚单位与黄体生成素（luteinizing hormone，LH）的 α 亚单位有相同结构，所以为避免交叉反应，检测时一般测定血清 β-HCG 的浓度。HCG 可作为妊娠滋养细胞肿瘤诊断、病情监测和随访的独立指标，HCG 下降与疗效呈一致性。一般认为，尿 HCG < 50 U/L 及血 HCG < 3.1 μg/L 为阴性标准。

· **糖类抗原 15-3**

30% ～ 50% 的乳腺癌患者糖类抗原 15-3（CA15-3）指标会明显升高，它也是乳腺癌术后监测的最佳指标。当 CA15-3 > 35 U/ml 时，提示可能会有转移性病变，其数值与预后有相关性，且敏感性高于癌胚抗原（CEA）、组织多肽抗原（tissue peptide antigen，TPA）。CA15-3 在消化道肿瘤及部分浆液性卵巢癌中可升高，妊娠也可引起其升高，应注意排除。

　　当检查发现肿瘤标志物轻微升高时，不必慌张，可以在医生指导下进一步排查，并进行动态监测。如果患者同时具有高危因素，则可以结合影像学手段等行进一步检查。

②

妇科肿瘤标志物升高，就意味着患妇科肿瘤吗

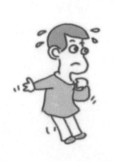
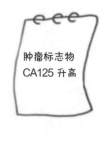

肿瘤标志物
CA125 升高

体检报告出来，哪一项超标了最让人紧张？大部分人第一反应应该都是肿瘤标志物升高。

现在，越来越多的体检都会做肿瘤标志物检测。实际上，即使检测出肿瘤标志物超标，也不一定就是患癌了。下面就来教大家，如何理性看待肿瘤标志物升高。

·妇科肿瘤标志物升高，就意味着患上了妇科肿瘤吗·

当然不是！肿瘤标志物不仅与恶性肿瘤有关，良性肿瘤、胚胎组织甚至正常组织中也可以表达。遗憾的是，至今尚未有一个肿瘤标志物具有器官的特异性，能够百分百"标记"肿瘤的存在，最终诊断还是需要依据组织病理学检查。

《常用血清肿瘤标志物临床应用指南》指出，单一肿瘤标志物升高（阳性），不能作为肿瘤是否存在的证据，而应结合病史、临床表现、化验检查及其他检查（影像学检查、内镜检查或手术探查）来综合分析。

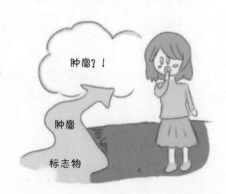

引起肿瘤标志物升高的原因有哪些

肿瘤标志物升高的影响因素很多，以下针对妇科主
要的肿瘤标志物进行介绍。

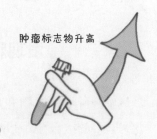

肿瘤标志物升高

·人附睾上皮蛋白 4 和糖类抗原 125

人附睾上皮蛋白 4（HE4）和糖类抗原 125（CA125）
的表达水平不仅受肿瘤的恶性程度及复杂性的影响，同时也随着患者年龄、生育
状况、吸烟情况、月经情况等不同而改变。

> 年龄

健康女性随着年龄的增长，HE4 的血清浓度也会升高，两者呈正相关。CA125
与年龄也存在一定的相关性，其值随着年龄增长而下降，但这一特征与是否绝经无
显著关联。

> 生育状况

孕中晚期女性血清 HE4 水平较非孕期女性明显降低。孕早期、产后即刻、
难免流产的女性，CA125 水平明显升高。

> 吸烟情况

吸烟者的血清 HE4、CA125 水平显著高于非吸烟者。

> 月经情况

HE4 水平在绝经期高于绝经前月经周期各个阶段，CA125 则无明显差异。

·鳞状细胞癌抗原

鳞状细胞癌抗原（SCCA）水平升高除了肿瘤原因外，还可由慢性肾脏病、
血液透析治疗、皮肤病（如湿疹、银屑病、红皮病等）引起。当检验标本被呼吸
道分泌物、唾液、汗液等污染时，也会使 SCCA 检测值升高。

· 癌胚抗原（CEA）

癌胚抗原（CEA）高于正常值，除了可能是肿瘤引起的，还可能是由慢性支气管炎、肺气肿、胃溃疡、萎缩性胃炎、胆囊炎等疾病导致的。

发现肿瘤标志物升高时，该怎么办

看到肿瘤标志物升高时，不要惊慌，因为这不一定就是肿瘤引起的。

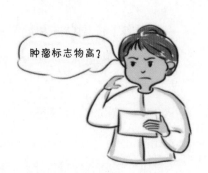

· 单一肿瘤标志物升高

如果单一肿瘤标志物升高，并不能据此诊断任何一种肿瘤。并且肿瘤标志物筛查结果存在一定比例的假阳性和假阴性。但为了防患于未然，应该依靠超声、CT 或 MRI 及病理等检查来进一步明确是否有肿瘤，必要时甚至可以通过有创操作来进行病理学检查。

· 多个肿瘤标志物升高

如果多个肿瘤标志物升高，可要十分小心了。必须到医院做系统、全面的检查；对于有肿瘤家族史的患者，尤其要进行针对性检查。

③

您知道吗，肿瘤标志物在一定程度上标志着妇科肿瘤的进展

肿瘤标志物（TM）的存在或量变可提示肿瘤的性质，从而有助于了解肿瘤的发生、细胞分化及功能，在妇科肿瘤的诊断、分类、预后和复发判断及指导临床治疗中起重要作用。在临床实践中需科学、合理地将肿瘤标志物应用于妇科肿瘤的筛查、诊断、疗效评估和预后监测等环节。肿瘤标志物与妇科肿瘤的病程进展有什么关联？下面我们一起来了解一下。

· 肿瘤标志物与卵巢癌 ·

目前，人附睾上皮蛋白 4（HE4）、糖类抗原 125（CA125）联合检测已广泛用于卵巢癌（ovarian cancer，OC）的辅助诊断。而以 HE4 和 CA125 检测结果联合患者月经情况的卵巢癌风险评估（risk of ovarian malignancy algorithm，ROMA）更有助于临床评估女性患卵巢癌的风险。

· 糖类抗原 125

–糖类抗原 125（CA125）不宜作为正常人群的卵巢癌筛查指标，但可对有家族史的高危女性进行卵巢癌早期诊断。

–可使用 CA125 对女性（特别是绝经

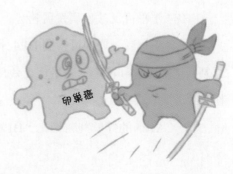

卵巢癌

后女性）的盆腔肿块进行良恶性鉴别诊断，联合经阴道盆腔超声检查或其他标志物检测可提高特异性。

–CA125 可用于患者治疗前的随访监测，也可作为治疗后的主要随访监测指标。建议每 2 ~ 4 月监测 1 次，持续随访 2 年，之后可逐渐降低监测频率，但不适用于正在接受 CA125 抗体治疗的患者。

–CA125 水平的升高早于临床诊断 1 年以上，且 CA125 持续升高的患者预后较差。CA125 血清浓度＞ 35 U/ml 提示有潜在的恶性卵巢肿瘤，上皮性卵巢癌早期 CA125 检出率约为 47%，晚期为 80% ~ 90%。

–CA125 在参考范围内出现的急剧升高或倍增，提示肿瘤复发的可能。

–卵巢癌患者术前、术后 CA125 水平持续升高提示预后不良。血清中 CA125 的表达水平与机体肿瘤负荷有显著的相关性。

–CA125 水平如降至原水平的 1/10，表明病情转归良好。

–首次治疗过程中 CA125 水平持续升高表明预后不佳。

–术后血清 CA125 水平＞ 65 U/mL 的患者，其术后生存率较差。

· 人附睾上皮蛋白 4

–人附睾上皮蛋白 4（HE4）在鉴别盆腔肿块、良恶性肿瘤中具有重要的价值。

–93% 的卵巢癌患者血浆中 HE4 过度表达；而子宫内膜癌的子宫内膜样腺癌亚型中 100% HE4 过度表达。

–随着患者卵巢癌病情进展分期升高，HE4 水平随之增高。

–HE4 用于卵巢癌预后判断与术后监测方面优于 CA125。

–HE4 水平可反映疾病发展趋势，用于监测卵巢癌患者手术及化学治疗效果。

–患者手术后 1 周即可检测 HE4 水平，如治疗有效，HE4 水平明显下降，即可判断情况缓解和稳定；若治疗无效，HE4 水平无明显变化或升高，则应及时更换治疗方案。

–与 CA125 的疗效判断相比，HE4 变化幅度更大，对卵巢癌患者预后判断更为有效。

－关于 HE4 的检测频率，推荐手术后 1 年内，每 3 个月检测 1 次；术后 2 ～ 3 年，每年检测 2 次；术后 3 年以上建议每年检测 1 次。

－如检测发现 HE4 水平轻微升高，提示可能有复发迹象，建议患者进行影像学检查，确诊复发时要及时治疗，增强临床诊治效果。

• 卵巢癌风险评估

－卵巢癌风险评估（ROMA）可用于辅助评估绝经前和绝经后妇女罹患卵巢癌的风险。

－ROMA 可用于对术前盆腔肿块患者进行肿块良恶性风险评估，有助于患者得到正确、及时的治疗，改善患者预后。

· 肿瘤标志物与宫颈癌 ·

肿瘤标志物可以协助宫颈癌（cervical cancer，CC）的早期诊断、疗效评估和治疗后的随访监测，尤其在随访监测中具有重要作用。

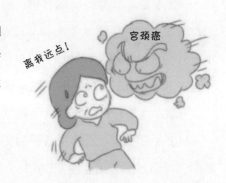

• 鳞状细胞癌抗原

－鳞状细胞癌抗原（squamous cell carcinoma antigen，SCCA；部分医疗机构的检验单上也可能简写为"SCC"）可辅助宫颈癌筛查。在宫颈癌的早期治疗中，SCCA 的水平与疾病所处阶段、肿瘤的大小和基质浸润的程度有明显相关性。

－血清中 SCCA 水平升高不具有特异性，可见于 83% 的宫颈癌，也见于卵巢癌、子宫内膜癌和宫颈鳞状细胞癌，检测报告解读时注意结合临床病情。

－SCCA 可用于宫颈癌的预后评估，是宫颈癌患者治疗前最佳独立预后因子，预测效果优于淋巴结阴（阳）性对预后的判断，其水平升高对预后具有预测价值。

-SCCA 可用于宫颈癌的疗效监测，可通过对治疗前 SCCA 水平监测来预测治疗响应状况。

-对于单独进行放射治疗或者放射治疗联合化学治疗的患者，SCCA 持续增长意味着肿瘤生长或者肿瘤细胞已扩散至辐射区域以外。

-SCCA 可用于宫颈癌术后的复发监测。患者 SCCA 水平连续升高，提示肿瘤复发。血清 SCCA 浓度升高先于临床检测到宫颈癌复发，因此可作为宫颈癌复发的标志物。

• 癌胚抗原

-癌胚抗原（CEA）可用于宫颈癌早期筛查，但特异性较差，需结合其他标志物。

-CEA 是广谱型肿瘤标志物，可见于妇科肿瘤、肺癌、结直肠癌及其他多种恶性肿瘤，也可见于老年人和某些非肿瘤性疾病如肠道良性疾病等，仅凭其单一水平升高难以诊断恶性肿瘤。

-CEA 应用于宫颈癌的鉴别诊断、病情监测和预后评估。

-CEA 水平升高可作为宫颈癌预后指标。

-CEA 对于宫颈腺癌患者预后的预测效果等同于淋巴结阴（阳）性对预后的判断，可通过检测治疗前 CEA 水平来预测辅助治疗响应状况。

• 高风险人乳头状瘤病毒检测

-高风险人乳头状瘤病毒（high risk human papilloma virus，HR-HPV）感染是宫颈癌发生的高危因素，可作为单独的筛查手段。

-持续的 HR-HPV 感染是宫颈上皮内病变（cervical intraepithelial neoplasia，CIN）发生、发展的必要条件。

-HPV-DNA 可能是宫颈癌复发的早期检测标志物，在与 HPV 相关的宫颈癌患者中，HPV 突变体被认为是高度特异性的分子标志物。

· 肿瘤标志物与子宫内膜癌 ·

　　子宫内膜癌（endometrial cancer，EC）是女性生殖道中常见的恶性肿瘤。子宫内膜癌的影响因素包括：雌激素水平升高（由肥胖、糖尿病和高脂饮食等引起）、初潮年龄早、更年期晚、年龄较大（≥ 55 岁）等。目前，因预期寿命延长和肥胖的多发，子宫内膜癌的发病率也逐渐增加。

　　CA125 对子宫内膜癌的临床分期、肿瘤侵袭、肿瘤分级具有重要意义，但由于其特异性不高，在子宫肌瘤等妇科良性疾病和其他恶性肿瘤（如上皮性卵巢癌、输卵管癌），以及孕期、月经期间，都有不同程度的升高，故不推荐 CA125 单独用于子宫内膜癌的早期诊断和筛查。推荐 CA125 用于子宫内膜癌晚期的诊断、子宫内膜癌复发的评估及病情发展的评估。

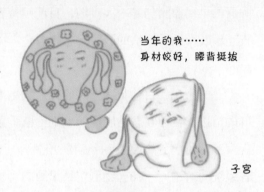

当年的我……
身材佼好，腰背挺拔

子宫

　　对于诊断早期子宫内膜癌，HE4 水平相较血清 CA125 特异性无明显差异，但敏感性更高，因而推荐考虑将 HE4 作为子宫内膜癌早期诊断和个体化治疗的参考指标，并可联合 CA125 评估子宫内膜癌预后。

· 肿瘤标志物与原发性输卵管癌 ·

　　原发性输卵管癌（primary fallopian tube carcinoma，PFTC）发生率较低，是少见的女性生殖系统恶性肿瘤。

　　血清 CA125 在判断绝经后妇女附件肿物良恶性方面的精确性虽已达到 77%，但特异性不高，不推荐使用 CA125 诊断原发性输卵管癌。

　　因 CA125 水平与原发性输卵管癌的病情变化相一致，常提前 3 个月于临床或放射学诊断疾病复发，推荐将 CA125 用于原发性输卵管癌的疗效评价、预后观察、复发及治疗后随访。

肿瘤标志物与外阴癌、阴道癌

目前外阴癌、阴道癌等尚未发现有特异性的肿瘤标志物。由于患者病变部位的隐匿性、症状的易混淆性，以及临床上激素类、抗真菌药物的滥用，此类妇科肿瘤的早期监测仍是一大难题。目前亟待发现适用于外阴癌、阴道癌等肿瘤的筛查、诊断及预后评估的肿瘤标志物。

总的来说，目前临床上肿瘤标志物主要用于对原发肿瘤的发现、肿瘤高危人群的筛选、良性和恶性肿瘤的鉴别诊断、肿瘤发展程度的判断、肿瘤治疗效果的观察和评价、肿瘤复发和预后的预测等。由于目前测定肿瘤标志物的系统众多，各系统间对于同一标志物测定结果缺乏可比性，随访时最好选择同一或相同检测系统。

④

肿瘤标志物检查正常，仍需定期随访

肿瘤标志物是肿瘤细胞所产生的某些物质，又或是身体对肿瘤刺激反应所产生的某些物质。医学上常常通过监测肿瘤标志物的方式来评估患肿瘤的风险，一旦发现肿瘤标志物升高就可能高度怀疑是患了肿瘤。然而，临床上也有不少患者前段时间的肿瘤标志物检查结果正常，却突然被确诊患上了肿瘤。这是怎么回事呢？

肿瘤标志物指标正常，就可以排除肿瘤吗

答案当然是否定的。某些肿瘤并不分泌相关蛋白质，或者由于某些肿瘤组织血液循环差等因素，其所产生的肿瘤标志物不能被分泌到外周血中，都会导致肿瘤标志物检测结果出现"假阴性"。一般来说，以下几种情况会出现肿瘤标志物检测假阴性。

（1）产生肿瘤标志物的肿瘤细胞数目少。

（2）细胞表面被封闭。

（3）机体体液中一些抗体与肿瘤标志物（肿瘤抗原）形成抗原–抗体免疫复合物。

（4）肿瘤组织本身血循环差，所产生的肿瘤标志物不能被分泌到外周血中。

另外，目前发现的肿瘤标志物与对应的相关肿瘤检查的结果无法达到100%匹配。当肿瘤标志物检查正常时，只能说明患相关肿瘤的概率相对较低。当肿瘤

标志物检查正常，但患者有肿瘤家族史、癌前病变或有肿瘤相关症状时，需定期复查，并结合其他检查结果综合评价。

光凭肿瘤标志物不能确诊肿瘤，那为什么还要检查呢

肿瘤标志物异常并不意味着患肿瘤，患肿瘤时肿瘤标志物也不一定异常。肿瘤标志物在肿瘤确诊方面只有参考意义，那为什么还要在体检时做肿瘤标志物的检测呢？

其实，肿瘤标志物最大的价值在于监测，比如监测肿瘤患者的病情是否进展、是否复发与转移、治疗疗效如何等。肿瘤标志物不可作为直接诊断依据，却有辅助诊断的作用。当发现肿瘤标志物升高时，不必太过惊慌，但也不可掉以轻心；应找专科医生咨询，结合影像学（B超、CT等）、内镜等其他检查来综合分析。如未发现病灶，建议遵照医生的建议定期复查，动态观察肿瘤标志物的变化趋势，如继续升高，则要警惕肿瘤的可能。

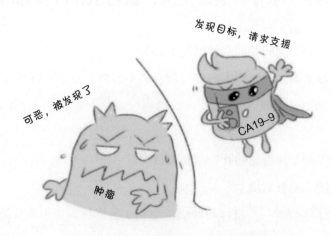

需要提醒的是，如果选择定期复查，建议在同一家医院进行。因为每家医院采用的检测仪器不同，标准也未必一致，结果也会有所差异。

· 临床上常做的女性肿瘤标志物五项，您知道吗 ·

女性肿瘤标志物五项包括甲胎蛋白、癌胚抗原、糖类抗原 19-9、糖类抗原 CA15-3 及糖类抗原 125。

· 甲胎蛋白

甲胎蛋白（AFP）是肝癌最重要的血清学标志物。正常人一般不超过 25ng/ml。如果甲胎蛋白明显升高，达到了一百多甚至几百的数值，一般表明患者出现肝癌的可能性很大。

· 癌胚抗原

癌胚抗原（CEA）是多种腺上皮细胞相关肿瘤的重要血清学标志物，包括肺腺癌、胃癌、结肠癌等。正常人癌胚抗原检测结果 < 5ng/ml。如果癌胚抗原水平明显升高，一般表明患者很可能患上述肿瘤。此时需要根据医嘱完善增强 CT、消化道内镜等检查，从而明确原发肿瘤的部位。

· 糖类抗原 19-9

糖类抗原 19-9（CA19-9）是胰腺癌的重要血清学标志物，部分情况下，胃癌、胆管癌也有可能导致 CA19-9 升高。CA19-9 的正常值 < 37 U/ml。如果患者的 CA19-9 水平升至上百甚至上千，一般表明高度怀疑患胰腺癌或者胃癌、胆管癌等恶性肿瘤。

· 糖类抗原 15-3

糖类抗原 15-3（CA15-3）：是乳腺癌的重要血清学标志物，正常值一般小于 28 U/ml。乳腺癌是女性高发的一种恶性肿瘤，如果女性患者 CA15-3 明显升高时，要高度考虑是否发生了乳腺癌。

• 糖类抗原 125

糖类抗原 125（CA125）是多种妇科肿瘤的重要血清学标志物，包括卵巢癌、子宫内膜癌等。CA125 正常值一般 < 35 U/ml。如果女性患者 CA125 明显升高，要高度考虑是否发生了上述妇科肿瘤。患者需要进一步完善盆腔超声、盆腔 MRI 等检查，从而明确诊断。

肿瘤标志物检测，多久做一次合适

不同女性人群，肿瘤标志物筛查的间隔时间并不相同。

• 健康女性人群

每年常规体检进行一次筛查即可满足需求。

• 已经发生妇科肿瘤的患者

应该根据医嘱进行筛查。比如，患者在治疗期间，可能需要每 2 周检测 1 次；治疗之后，可能需要每 3 个月检测 1 次，以判断疾病治疗是否有效、疾病是否出现进展等。

• 治疗之后的妇科肿瘤患者

根据具体情况，可能会延长筛查的间隔。比如，患者的病情控制比较好，可能在治疗后 3 ～ 5 年内每 6 个月检测 1 次即可，也可能在 5 年后每年检测 1 次。

需要注意的是，肿瘤标志物筛查不能作为诊断肿瘤疾病的绝对性指标，如果医生怀疑有其他疾病的可能，还需要联合其他检查明确诊断。

5

细说糖类抗原 125

目前，妇科肿瘤患者越来越多，且逐渐年轻化。肿瘤标志物的出现，给早期诊断提供了有力的支撑，但也引起了很多没有必要的恐慌。糖类抗原 125（CA125）是各种妇科肿瘤的重要血清学标志物，今天就让我们来详细说说 CA125。

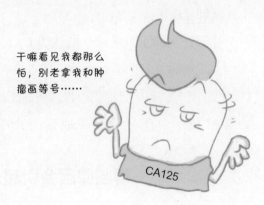

干嘛看见我都那么怕，别老拿我和肿瘤画等号……

CA125 是什么

CA125 是一种存在于胚胎发育期体腔上皮中的糖蛋白，它会在胎儿的消化道上皮细胞、羊膜、成人胸膜、子宫等部位短暂出现，后逐渐消失。国外学者对一名病理类型为卵巢浆液性乳头状囊腺癌患者的肿瘤组织进行了体外培养，通过杂交瘤技术获得了 166 种单克隆抗体，他依次将抗体编为 OC 1 ~ OC 166 号，OC 就是卵巢癌英文 ovarian cancer 的首字母缩写。筛查发现，第 125 号抗体（即 OC 125）对卵巢癌细胞的敏感性和特异性都很高，是一种理想的监测卵巢癌细胞的单克隆抗体，被其命名为癌抗原 125（随着学科发展，癌抗原现已更名为"糖类抗原"），即 CA125。

·CA125 有什么特点·

CA125 不是肿瘤细胞所特有，更不是卵巢细胞所特有。凡是由胚胎期体腔上皮发育而来的组织（卵巢表面上皮除外），都产生少量 CA125。此外，眼角膜和支气管黏膜上皮也分泌 CA125。

在健康人群中，血 CA125 维持于较低水平。同时，CA125 也发挥一些生理功能。比如，它可作为细胞黏液的组分参与润滑作用，也可作为机械屏障和黏附分子抵御异物和感染等。

让人奇怪的是，虽然一般认为 CA125 是卵巢肿瘤的标志物，但正常卵巢表面上皮细胞并不产生 CA125。通常只有在癌变后，恶变的上皮才会产生大量CA125，其具体原因目前仍不详。研究发现，CA125 在大多数病理类型为上皮性卵巢癌的患者中升高，而在其他类型的卵巢癌中并不高。

·哪些原因会引起 CA125 升高·

引起 CA125 升高的原因主要分为生理性原因和病理性原因（表 2-1）。

表 2-1 · CA125 升高的原因

分　类		疾病或状态
生理性原因		妊娠早期、月经期
病理性原因	良性疾病	子宫内膜异位症、子宫腺肌病 妇科良性肿瘤 附件炎、盆腔炎、肝炎、肝硬化、胰腺炎 胸膜炎、结核性腹膜炎 心包感染、慢性心力衰竭 自身免疫性疾病及肝肉芽肿病等
	恶性疾病	卵巢癌、子宫内膜癌、输卵管癌、宫颈癌、乳腺癌 淋巴瘤、间皮细胞癌 肺癌、胃癌、肝癌、胆管癌、胰腺癌、肾细胞癌、结直肠癌等

CA125 升高在妇科肿瘤中有何价值

CA125 在很多种恶性肿瘤中都会增高，其中也包括转移性肿瘤。常见的引起 CA125 升高的妇科肿瘤如下。

· 卵巢癌

CA125 是诊断卵巢癌的重要指标，这已经获得广泛共识。血清 CA125 的异常升高主要出现在卵巢浆液性腺癌、内膜样腺癌等非黏液性卵巢癌患者中。在临床实际工作中，CA125 主要用于疑似卵巢癌（盆腔肿块、腹腔积液等）的鉴别诊断。此外，血清 CA125 水平能够很好地反映机体肿瘤负荷，所以也是卵巢癌治疗后的主要监测随访指标之一。

诊断：卵巢恶性肿瘤					
序	项目名称	英文缩写	结果	单位	成人血请参考范围
1	癌胚抗原	CEA	5.97 ↑	μg/L	≤5
2	糖链抗原 199	CA199	15.16	U/ml	≤34
3	糖链抗原 125	CA125	330.9 ↑	U/ml	≤16

糖链抗原 125 异常检测报告示意

· 子宫内膜癌

子宫内膜癌术前 CA125 的浓度与子宫内膜癌的分期、淋巴结状况（是否浸润）、子宫肌层浸润深度、肿瘤病理组织分级有关。

· 乳腺癌

CA125 对乳腺癌的敏感性较卵巢癌为低。但当乳腺癌患者发生肺转移或出现恶性胸腔积液时，CA125 可显著升高。多数情况下，CA125 仍与 CA15-3、CA19-9 等联合应用，以提高敏感性。

CA125 升高在妇科非疾病状态中有何价值

CA125 作为一个生理条件下就可以维持低水平表达的标志物，在很多妇科非疾病状态中也会出现升高的现象。

· 女性妊娠期

CA125 是由蜕膜细胞及羊膜细胞产生的。因此，妊娠期血清 CA125 水平会出现生理性升高，且以早孕期最高。CA125 在妊娠 35 ～ 60 天达到峰值，在妊娠 3 个月后开始逐渐下降；而在妊娠中、晚期，羊水中 CA125 含量较高，而孕妇血清中含量较低。

· 女性月经期

女性月经周期不同阶段测定的 CA125、CA15-3、CA19-9 含量存在较大差异，其中以 CA125 和 CA19-9 的差异最为明显。这可能与女性月经周期中雌激素的波动和血浆脂质及脂蛋白的代谢有关。月经期 CA125 的测定结果明显高于非月经期，可升高达 2 ～ 3 倍。因此，建议 CA125 测定标本不应在月经期获取。

· 女性分娩后

正常分娩和剖宫产后也可出现 CA125 一过性升高。这可能与生殖系统一系列的改变导致 CA125 分泌增多有关。

· 异位妊娠

异位妊娠时的 CA125 的水平低于宫内妊娠时。

· 早期先兆流产

对于早期先兆流产，血清 CA125 水平越高则发生流产的可能性越大。

- **子宫内膜异位症**

CA125 水平在Ⅰ期和Ⅱ期子宫内膜异位症中基本正常，而在Ⅲ期和Ⅳ期子宫内膜异位症中显著升高。

- **子宫肌瘤**

血清 CA125 测定在子宫腺肌症和子宫肌瘤患者的临床鉴别诊断中具有良好的导向作用，可作为临床鉴别的重要指标。

鉴于 CA125 在许多肿瘤性疾病及非肿瘤性疾病中均有异常表现，因而对于 CA125 水平升高的患者，要结合病情及其他诊断手段具体分析，以免误诊病情。尤其是健康体检中发现 CA125 水平异常的女性，更要谨慎判断，切不可把它当作卵巢癌的特异性诊断指标。

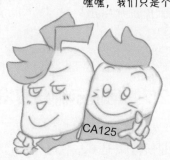

嘿嘿，我们只是个辅助~

CA125

⑥

CA125 又升高，到底是"虚惊一场" 还是"复发警告"

妇科肿瘤患者在治疗结束后需要定期随访，检查各个指标是否都控制在正常范围内。而 CA125 一直是最让人揪心的指标。一旦 CA125 升高，很多患者就开始担心自己是不是肿瘤复发了。

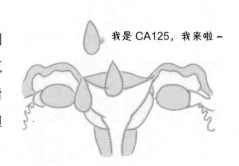

我是 CA125，我来啦～

· CA125 如何提示肿瘤复发 ·

我们知道，CA125 的参考值范围是 0 ～ 35 U/ml。那么，肿瘤治疗后复查 CA125 超过 35 U/ml 就叫肿瘤复发吗？

其实并不是。国际妇科肿瘤治疗协作组对 CA125 进行了研究，发现 CA125 的再次异常升高，有这几种情况。

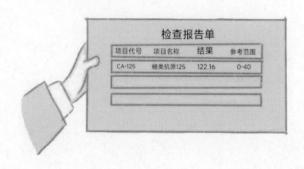

• CA125 在肿瘤治疗前正常

如果患者在肿瘤治疗前，CA125 是正常的，但是在随访时出现 CA125 升高到 70 U/ml 及以上，并且一周后依旧没有降低，就可以判定为疾病进展或者复发。

• CA125 在肿瘤治疗前曾有异常升高

又可进一步分成两种情况。

（1）患者的 CA125 经过治疗之后降到了正常值，在治疗完成后的随访期间，如果 CA125 出现异常升高（升到了 70 U/ml 及以上），并且一周后依然没有下降，还处于 70 U/ml 以上，就可以定义为疾病进展或复发。

（2）患者的 CA125 经过治疗后始终没有降到 35 U/ml 以下，那么在治疗完成后的随访期间，如果 CA125 升高到了既往 CA125 最低值的 2 倍及以上，并且一周后依然没有降低，就可以定义为疾病进展。

由此可见，当患者在治疗后的随访期间发现 CA125 出现异常，并且比较心急，想要明确病情时，那么可以在一周之后进行复查；如果一周后复查 CA125 没有下降，就基本可以确认为肿瘤复发。

· 什么是"生化复发" ·

生化复发指的是患者治疗完成后，在随访中出现的"CA125 异常升高，却找不到其他复发痕迹"的情况。

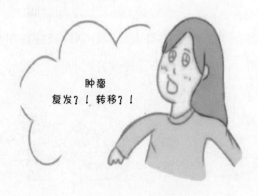

生化复发后，需要立即进行治疗吗

确诊生化复发后，其实也并不需要急着治疗。因为生化复发虽然确实是复发了，但是目前通常都建议等到临床复发后再进行治疗。而临床复发一般发生在生化复发的 2～6 个月之后。

为什么说生化复发后不用着急治疗

因为有研究显示，一位患者在生化复发的时间点开始治疗，和她在临床复发的时间点开始治疗，两者的结果是一样的——总生存期是没有差别的。

而且，单单 CA125 升高后也不会给身体带来不适。患者晚一点开始化学治疗，这段时间内的生活质量还能更好一些，两次化学治疗的间隔时间也可以更久一点。

因此，通常情况下，只有 CA125 升高的时候，可以不用太过担心，先安心定期随访；若有其他的复发证据证明临床复发时，应立即进行治疗。

还可以在这段时间内把身体养好些，以便更好地面对肿瘤治疗给身体带来的损害。

如何判断临床复发

如果只是 CA125 升高，患者不必太恐慌，因为炎症等多种因素都可能导致 CA125 轻度上升。而且，CA125 也不是评判复发的唯一指标。

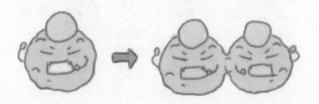

判断临床复发的指标有五个。

（1）CA125 肿瘤标志物的上升。

（2）影像学上看到实质性的包块。

（3）妇科检查的时候摸到包块。

（4）出现不明原因的腹腔积液。

（5）出现不明原因的肠梗阻。

当患者除 CA125 上升外，还出现上述的异常时，才需要考虑临床复发的可能性。

临床复发后，该如何治疗

临床复发后该如何治疗，可以根据自身复发的时间和肿瘤的情况结合医生的建议来选择。

（1）若是铂类敏感且肿瘤病灶孤立的，可进行手术＋以铂类为基础的化学治疗。

（2）若是无法手术的，可以只进行化学治疗。铂类敏感的患者选择以铂类为基础的化学治疗，铂类耐药的患者选择非铂类单药化学治疗。

（3）还可以了解临床试验并参与临床试验，获得相应的治疗。

7

除了 CA125，您检测过 HE4 吗

作为卵巢癌血清肿瘤标志物之一，人附睾蛋白 4（HE4）在卵巢癌的早期诊断、治疗监测及预后评估中具有重要的医学价值，在临床的应用也日益广泛。

· HE4 是什么 ·

HE4 即人附睾蛋白 4，最早于人的附睾远端上皮细胞中被发现，属于乳清酸性蛋白家族。

· 检测 HE4 的意义是什么 ·

HE4 在盆腔肿块诊断、良恶性肿瘤鉴别中具有重要的价值。同时，HE4 浓度水平还可反映疾病发展趋势，用于监测卵巢癌患者手术及化学治疗的效果。

（1）手术后一周即可检测 HE4 水平，如治疗有效，HE4 水平明显下降，即可判断情况缓解和稳定。

（2）若治疗无效，HE4 水平无明显变化或呈现升高，则应及时更换治疗方案。

（3）与 CA125 的疗效判断相比，HE4 变化幅度更大，对卵巢癌患者预后判断更为有效。

HE4 多久检测一次

HE4 的检测频率为：手术后 1 年内每 3 个月检测 1 次，术后 2～3 年则每年进行 2 次检测，术后 3 年以上建议每年检测 1 次。如检测发现 HE4 水平轻微升高，提示可能有复发迹象，建议患者进行影像学检查；确诊复发时及时治疗，增强临床诊治效果。

相比 CA125，HE4 的优势在哪里

相比于 CA125，作为后起之秀的 HE4，其指标性能可能更具优势。

（1）HE4 在早期卵巢癌的检测性能显著优于 CA125 及其他标志物，HE4 的释放要比 CA125 早，其在早期卵巢恶性肿瘤中对诊断的敏感性远高于 CA125。

（2）HE4 的特异性更佳，HE4 信使核糖核酸（HE4 messenger RNA，HE4 mRNA）在卵巢癌组织中高表达，而在癌旁组织中不表达。

（3）HE4 很少在良性妇科疾病中有显著升高，故能更好地帮助区分良恶性疾病。

（4）HE4 的临床应用面更广，其检测也更方便。不同于 CA125，HE4 检测不受女性绝经状态的影响；对于绝经前女性，其检测可在月经周期的任意阶段进行，甚至不受激素治疗的影响。

（5）HE4 也并非全能，在部分已确诊卵巢癌（常见于黏蛋白型卵巢癌或生殖细胞型卵巢癌）的患者中，HE4 可能并无水平异常；HE4 的检测特异性同样未达到 100%，除了卵巢癌，其在子宫内膜癌中也有较高的阳性率。因此，HE4 在卵巢癌筛查诊断中的应用依然存在较大的局限性。

HE4 的参考值是多少

我国健康人群 HE4 总体参考值为 105.10 pmol/L，略低于西方表观健康女性 HE4 水平（为 140 pmol/L）。年龄和绝经状态是影响 HE4 水平的重要因素，健康人群中

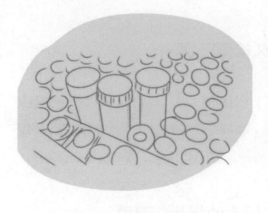

HE4 水平随年龄增长而升高，按照年龄划分 HE4 参考值范围具有重要意义。绝经前、后女性 HE4 水平参考值分别为 68.96 pmol/L 与 114.90 pmol/L。在实际操作中，临床医生会考虑患者年龄、绝经状态等因素，选择合适的参考值。表 2-2 是中国健康人群 HE4 参考区间。

表 2-2 · 中国健康人群 HE4 参考区间（罗氏 Elecsys®）

年龄（岁）	参考区间（95% 置信区间）（pmol/L）
小于 40	29.25 ～ 68.50
40 ～ 49	32.11 ～ 68.96
50 ～ 59	33.04 ～ 88.67
60 ～ 69	34.72 ～ 92.35
≥ 70	45.18 ～ 132.00
总体	31.82 ～ 105.10

· HE4 升高的原因有哪些 ·

在临床工作中，有时会遇到患者血清 HE4 水平异常升高的现象。比较常见的 HE4 升高的原因主要有以下几类。

· 疾病因素

> 肿瘤

除卵巢癌外，HE4 升高还可见于子宫内膜癌、乳腺癌、肺癌、胃肠道肿瘤、膀胱癌等，但升高幅度一般低于卵巢癌，在诊断疾病时应加以鉴别。

> 其他非肿瘤疾病

（1）合并肾功能损伤的妇科疾病患者。

（2）慢性心力衰竭、囊性纤维化、糖尿病等，都可引起 HE4 检测结果升高。

（3）在某些非妇科疾病（主要为肺部疾病）中，偶见 HE4 升高。

· **其他因素**

> 年龄

HE4 水平与年龄相关，在健康女性，HE4 随年龄增长而逐渐增高。

> 绝经与否

也是影响 HE4 的因素，女性绝经后 HE4 明显高于绝经前，这一点在诊断疾病时也应加以注意。

> 吸烟

吸烟也可以引起 HE4 检测结果升高。

什么是 ROMA 指数

目前，HE4+CA125 联合检测已广泛用于卵巢癌的辅助诊断，而卵巢癌风险评估（risk of ovarian malignancy algorithm，ROMA）指数的应用更有助于临床评估女性患卵巢癌的风险。

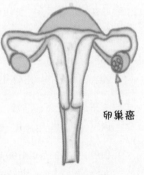

ROMA 指数通过联合 HE4 和 CA125 检测结果及患者月经情况，评估术前有盆腔包块的女性罹患卵巢癌的风险。因其灵敏度高、准确性好而在临床得到广泛应用。

ROMA 指数适用人群为经过盆腔检查、超声检查或 CT 检查发现盆腔肿块的女性患者。开展 ROMA 指数检测，有利于卵巢癌的早发现、早诊断及早治疗。临床医生可根据 ROMA 指数检测结果，早期判断卵巢癌发病风险，从而干预患者的治疗及预后。

参考文献

［1］陈珊珊，杨睿，肖涛，等．血清肿瘤标志物水平在宫颈癌病情监测及预后评估中的价值［J］．中国肿瘤临床与康复，2022，29（8）：965-968.

［2］陈燕，郭玉格．多种肿瘤标志物联合检测对卵巢癌术后复发的早期诊断价值［J］．医学临床研究，2021，38（8）：1149-1151，1155.

［3］陈艳梅，张春蕾，赵洪焕，等．卵巢癌患者四项血清肿瘤标志物水平的变化及意义［J］．中国医药，2021，16（2）：267-270.

［4］冯剑晶．3项肿瘤标志物联合测定对早期宫颈癌诊断的价值［J］．中国妇幼保健，2021，36（16）：3718-3721.

［5］耿海慧，曹爱华．卵巢癌患者多种血清肿瘤标志物表达水平及其对疾病的诊断价值研究［J］．陕西医学杂志，2022，51（7）：886-889.

［6］郭钰，徐鹏，王蓓蒂，等．血清肿瘤标志物在卵巢癌诊断中的研究进展［J］．中华全科医学，2021，19（8）：1362-1366.

［7］李露，王光宪，马婧，等．血清肿瘤标志物、经阴道超声和高分辨率磁共振成像在诊断子宫内膜癌中的应用比较［J］．检验医学与临床，2022，19（S1）：92-95.

［8］钱晨．CA125，CA199联合HE4在卵巢癌患者中表达及诊断效果研究［J］．结直肠肛门外科，2021，27（S1）：87-88.

［9］孙朋星，谭爱丽，洛若愚．肿瘤标志物、卵巢恶性肿瘤风险预测模型及D-二聚体对卵巢上皮性肿瘤良恶性质的鉴别价值分析［J］．中国性科学，2022，31（7）：39-43.

［10］张亮，黄震，袁德利，等．超声造影联合HE4、CA125、CA153在子宫内膜癌诊断中的价值研究［J］．现代生物医学进展，2021，21（22）：4358-4362.

第 3 部分

妇科肿瘤的遗传
咨询：基因检测

① 肿瘤基因检测，您了解多少

在肿瘤面前，人们往往会觉得无能为力，尤其是涉及"基因""遗传"等词语时，大家倾向于说"这就是命"。但事实上，随着科技的发展，基因检测已经成为我们应对肿瘤的一大武器。

什么是肿瘤基因检测

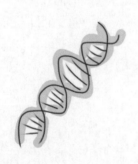

肿瘤基因检测，简单来讲，是利用各种方法，寻找有害的基因突变。找出突变的基因可以协助医生进行疾病诊断、选择治疗药物、辅助监测疾病复发、评估耐药情况及患者的生存期。

为什么要做肿瘤基因检测

肿瘤基因检测对于肿瘤的发现和治疗有很大的作用，这主要涉及以下几方面。

·指导肿瘤靶向药物的使用

国家卫生健康委员会颁布的《新型抗肿瘤药物临床应用指导原则（2021 年版）》明确指出："只有经组织或细胞学病理确诊、或特殊分子病理诊断成立的恶性肿瘤，才有指征使用抗肿瘤药物。"靶向药物，顾名思义是能够对发生特定基因突变的位点进行精准打击，在杀死肿瘤细胞的同时，又不会杀伤周围正常组织细胞的药物。但靶向药物也会出现耐药现象。此时可以通过基因检测，分析相关基因的突变状态，了解敏感突变和耐药突变，来为患者量身定制最优的靶向用药治疗方案。

· 预测免疫治疗效果

免疫治疗作为目前肿瘤治疗领域的明星疗法，在多个复发或难治性恶性肿瘤中都展现了十分强劲的治疗效果。然而，免疫抑制剂价格较为昂贵，针对大部分实瘤体，其平均有效率仅为 20%。也就是说，它不是对所有肿瘤都有效。如果盲目使用，万一对肿瘤无效，患者会背上沉重的经济负担。这时候，就需要事先进行肿瘤基因检测，确定患者是否适用该免疫抑制剂，以免造成不必要的损失。

· 明确肿瘤是否有遗传风险

我们都知道，肿瘤患者的部分基因突变是会遗传的。因此，需要检测肿瘤患者是否携带遗传易感的基因突变，分析患者的肿瘤是否与遗传相关，从而知晓家属是不是也有遗传的风险。如果有风险，可以让家人尽早采取针对性预防措施。

· 评估肿瘤预后及复发风险

进行基因检测，可实现对肿瘤治疗效果的动态监测，更准确地估计生存时间及复发风险。

哪类人群需要做肿瘤基因检测

肿瘤基因检测并不是每一个人都需要做，以下人群建议做肿瘤基因检测。

· 肿瘤风险高危人群

如家族中有已知的有害基因突变、家族中有多

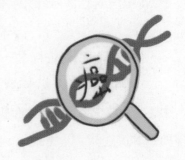

名亲属患同一种肿瘤、直系亲属患有遗传性肿瘤等，建议肿瘤高危人群做肿瘤基因检测。

· 需要使用靶向药物治疗和不能进行手术治疗的肿瘤人群

需要通过基因检测来明确是否有适合治疗的靶向药物，从而获得更好的治疗。

· 产生耐药性的肿瘤人群

若患者在肿瘤治疗的过程中产生了耐药，需要更换用药来选择更加有针对性的肿瘤治疗药物来改善治疗效果，则需要做基因检测。或者患者曾做过基因检测，但对第一阶段的靶向药物产生了耐药，也需要再次做基因检测，明确耐药原因，更换更合适的靶向药物。当然以上情况一定要向医生寻求专业指导。

进行肿瘤基因检测，是抽血还是留取肿瘤组织

进行肿瘤基因检测，检测的是肿瘤细胞的突变，而非正常身体组织，因此需要获取肿瘤细胞。临床上，进行肿瘤基因检测的通常有 3 种标本。

· 术中肿瘤标本

对于手术中切除的肿瘤，可以取肿瘤组织做成病理切片用于基因检测。用术中肿瘤标本进行检测的准确度高，是肿瘤基因检测的金标准。在条件允许的情况下，应优先选择该种组织标本。

· 穿刺活组织检查标本

穿刺活组织检查标本通常是在局部麻醉下，用很细的针刺入疑似的肿瘤组织中，来获取少量细胞用于分析。该种标本取样过程中的创伤很小，可避免不必要的手术。

·血液标本

血液标本主要通过分析血液里的癌细胞或者癌细胞释放到血液中的DNA进行检测。当遇到患者无法取得足够多的组织，或者取得的组织标本年代久远时，可以考虑用血液标本代替。然而，并非所有肿瘤患者的基因突变都可以在血液中被检出，特别是在肿瘤早期，阳性检出率更低。对于肿瘤晚期、无法取得组织或组织标本取得时间较早的患者，可以考虑用血液检测代替组织检测。

目前，临床专家推荐的标本优劣顺序为（最优至最劣）：新近手术或活组织检查所取得的组织标本→1～2年内的组织标本→新进血液标本→2年以上的组织标本。对于基因检测是用血液好还是肿瘤组织好，建议咨询专业医生，并根据自己实际病情，选择适合的检测。

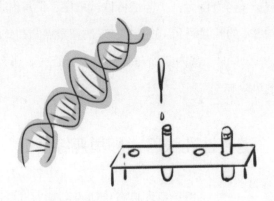

2

妇科肿瘤可遗传，高危基因早发现

宫颈癌、子宫内膜癌及卵巢癌是最常见的三大妇科肿瘤。遗传性乳腺癌-卵巢癌综合征、林奇综合征、黑斑息肉综合征（Peutz-Jeghers syndromes，PJS）和多发性错构瘤综合征（考登综合征）与遗传性宫颈癌、子宫内膜癌及卵巢癌息息相关。据统计，约 5% 的乳腺癌和 10%～25% 的卵巢癌与遗传性乳腺癌-卵巢癌综合征有关，2%～3% 的子宫内膜癌与林奇综合征有关。那么，如何才能降低遗传性妇科肿瘤的风险呢？

· 遗传性乳腺癌 - 卵巢癌综合征 ·

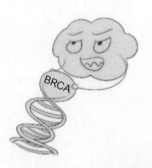

遗传性乳腺癌-卵巢癌综合征（hereditary breast and ovarian cancer syndromes，HBOCS）是遗传性卵巢癌综合征最常见的一种临床类型，主要是由乳腺癌相关基因（breast cancer-related gene，BRCA）*BRCA1* 和 *BRCA2* 的突变引起。*BRCA1* 突变携带者和 *BRCA2* 突变携带者一生中罹患卵巢癌的风险较正常人群高。

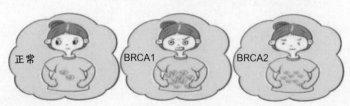

正常　　　　　BRCA1　　　　　BRCA2

· 目前临床上如何降低遗传性乳腺癌-卵巢癌综合征风险

目前临床上降低遗传性乳腺癌-卵巢癌综合征风险的主要手段是药物预防及降风险的输卵管-卵巢切除术，其中后者是最有效的方法，可以降低70%～85%的卵巢癌发病率。然而目前的研究发现，仅有18.2%的携带者选择了预防性双侧输卵管-卵巢切除术，大部分基因携带者由于有生育要求及考虑到手术所致的提前绝经情况，而拒绝降风险手术。

· 拒绝行降风险手术的 _BRCA1_ 和 _BRCA2_ 突变携带者，该如何展开筛查

中国专家指南推荐 _BRCA1_ 和 _BRCA2_ 突变携带者按以下方式进行筛查。

（1）从25岁开始，每年1次乳腺磁共振成像（MRI）检查联合每半年1次乳腺超声检查。

（2）30岁以后，增加每年1次乳腺X线检查。不宜行MRI检查者，建议从25岁开始每年1次乳腺X线联合每半年1次乳腺超声检查。

（3）从30～35岁开始行阴道超声检查联合血清CA125筛查时，需结合家族史，根据家族成员中肿瘤诊断的最小年龄调整开始筛查的年龄，一般比其确诊年龄提前5～10年开始筛查。

目前对于早期卵巢癌尚缺乏可靠的检测手段，因此对于遗传性乳腺癌-卵巢癌综合征高危人群，筛查只是短期监测方法，不能替代输卵管-卵巢切除术。

· 林奇综合征 ·

林奇综合征（Lynch syndromes，LS）是由DNA错配修复（mismatch repair，MMR）基因（_MLH1_、_MSH2_、_MSH6_ 和 _PMS2_）的突变所致，是最常见的遗传性肿瘤综合征，常见于子宫内膜癌、卵巢癌等。2%～5%的子宫内膜癌是由MMR基因 _MLH1_、_MSH2_、_MSH6_ 突变引起，子宫内膜癌是林奇综合征女性最常见的肠外肿瘤。林奇综合征基因携带者罹患子宫内膜癌的终生风险可高达60%，罹患卵巢癌的终生风险可高达24%。

·目前临床上降低林奇综合征风险的方法有哪些

临床上降低林奇综合征风险的主要手段是联合筛查、口服避孕药、预防性手术。一项关于林奇综合征女性对肿瘤预防的可接受度调查发现，女性的接受度从高到低依次是联合筛查、口服避孕药、预防性手术。

·针对林奇综合征的联合筛查，该如何开展

关于林奇综合征的联合筛查，美国国家综合癌症网络（National Comprehensive Cancer Network，NCCN）的指南推荐林奇综合征女性从 30 ～ 35 岁开始每年行盆腔检查、阴道超声检查和子宫内膜活组织检查。我国专家指南推荐林奇综合征女性从 30 ～ 35 岁开始每隔 1 ～ 2 年行 1 次子宫内膜活组织检查。

通过阴道超声检查和子宫内膜活组织检查可提前发现侵袭前或侵袭早期的子宫内膜癌，但考虑到女性子宫内膜受月经周期的变化，对于绝经前的女性，不推荐单独阴道超声检查作为子宫内膜癌的筛查方法。

· 黑斑息肉综合征 ·

黑斑息肉综合征（Peutz-Jeghers syndromes，PJS），又称波伊茨-耶格综合征，常与乳腺癌、卵巢肿瘤、宫颈胃型腺癌和子宫内膜癌等多种肿瘤风险的增加相关。大多数黑斑息肉综合征发病是由丝氨酸及苏氨酸激酶Ⅱ（$STK Ⅱ$）基因致病性突变所引起。基因携带者乳腺癌发病风险为 32% ～ 54%，宫颈胃型腺癌发病风险为 10%，子宫内膜癌发病风险为 9%。目前尚无黑斑息肉综合征女性药物预防及降风险手术的推荐，临床上以筛查为主。

·目前临床上如何筛查黑斑息肉综合征

为降低黑斑息肉综合征致乳腺癌的风险，建议 25 岁开始每年进行乳腺 X 线和 MRI 检查，每 6 个月进行 1 次临床乳房检查。临床乳房检查也就是进行相关的触诊，通过临床医生对乳腺的触诊、探查，能够大致发现乳腺腺体内出现的肿

物、硬结，并且可以探查淋巴结是否有局部增大。

推荐有性生活的黑斑息肉综合征女性，从 18 ～ 20 岁开始每年 1 次 HPV 检测和宫颈细胞学涂片筛查。如果出现阴道黏液样或水样流液，即使 HPV 检测呈阴性，也应进行宫颈细胞学检查。宫颈胃型腺癌者由于子宫颈外观多正常，病灶隐匿，子宫颈细胞学涂片检查阳性率低，仅约 28%，导致其转诊阴道镜检查率及子宫颈活组织检查率也较低，容易发生漏诊。因此，对于黑斑息肉综合征伴阴道流液的女性，应警惕子宫颈胃型腺癌的可能。

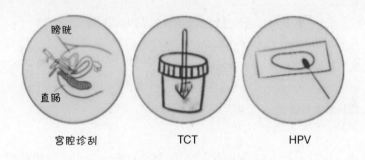

宫腔诊刮　　　　　TCT　　　　　HPV

多发性错构瘤综合征

多发性错构瘤综合征（multiple hamartoma syndrome）又称"考登综合征"（Cowden syndrome，Cowden 综合征）是一种常染色体显性遗传病，主要由 *PTEN* 基因突变引起，常累及多种器官和组织，包括皮肤、乳腺、甲状腺、子宫内膜、肾脏和脑等。多发性错构瘤综合征妇女发生子宫内膜癌的终生风险为 5% ～ 10%，发生乳腺癌的终生风险为 25% ～ 50%。

· 如何开展多发性错构瘤综合征的筛查

因多发性错构瘤综合征常累及多种器官，NCCN 推荐从 25 岁开始每半年 1 次的临床乳房检查，30 ～ 35 岁开始每年 1 次乳腺 X 线检查和乳腺 MRI 检查；子宫内膜癌的筛查不建议行影像学检查，推荐每隔 1 ～ 2 年行子宫内膜活组织检查；绝经前妇女不建议行阴道超声检查，绝经后妇女可根据临床情况，酌情行阴道超声检查。

　　总的来说，遗传性妇科肿瘤致病基因携带者罹患妇科肿瘤的风险较高，遗传性子宫内膜癌推荐行子宫内膜活组织检查，遗传性卵巢癌推荐行阴道超声联合血清 CA125 筛查，遗传性宫颈癌推荐行妇科检查联合宫颈细胞学检查，有乳腺癌发病风险者推荐行乳腺 X 线及 MRI 检查。具体的筛查开始年龄及筛查间隔，需根据不同的致病基因及家族中诊断遗传性肿瘤的最小年龄进行相应调整（表 3-1）。

表 3-1 · 遗传性妇科肿瘤致病基因携带者的肿瘤筛查

遗传性妇科肿瘤		致病基因	发病风险（%）	筛查开始时间（岁）	筛查方法
遗传性卵巢癌	遗传性乳腺癌-卵巢癌综合征	*BRCA1* *BRCA2*	50 20	30 ～ 35	阴道超声检查联合血清 CA125
	林奇综合征	*MLH1* *MSH2* *MSH6*	24		
	黑斑息肉综合征	*STK Ⅱ*	—		
遗传性子宫内膜癌	林奇综合征	*MLH1* *MSH2* *MSH6*	60	30 ～ 35	每隔 1 ～ 2 年行 1 次子宫内膜活组织检查
	多发性错构瘤综合征	*PTEN*	5 ～ 10		
	黑斑息肉综合征	*STK Ⅱ*	9		
遗传性宫颈胃型腺癌	黑斑息肉综合征	*STK Ⅱ*	10	18 ～ 20	每年 1 次 HPV 检测和宫颈细胞学涂片检查

注：遗传性乳腺癌-卵巢癌综合征、林奇综合征、黑斑息肉综合征等患者乳腺癌、胃肠道肿瘤等的风险增加，需按对应的指南行相应的肿瘤筛查。

3

卵巢癌，基因检测尤为重要

临床研究发现，乳腺癌相关基因（*BRCA*）是卵巢癌一个明确的靶点，对卵巢癌患者进行 *BRCA* 基因检测有助于鉴别出对铂类化学治疗敏感的患者或者适合接受靶向治疗的患者，从而指导个体化用药及后续治疗，以实现卵巢癌的精准治疗，降低其复发和死亡风险。建议确诊卵巢癌的患者应该立即进行乳腺癌相关基因检测，争取及时、精准的治疗。

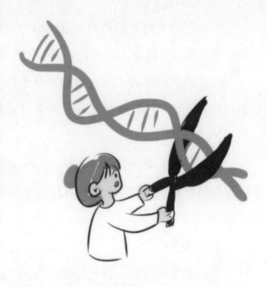

卵巢癌基因检测包括哪些基因？可以覆盖其他肿瘤吗

根据临床实践指南推荐，需检测的基因有 *BRCA1*、*BRCA2*、*TP53*、*PTEN*、*ATM*、*BRIP1*、*CDH1*、*CHEK2*、*NBN*、*PALB2*、*PAD51C*、*RAD51D*、*STK* Ⅱ 等。

进行上述基因检测，除了可以指导卵巢癌的治疗，还可以预测其他遗传性肿瘤的发病风险，如乳腺癌、结直肠癌、子宫内膜癌、前列腺癌、胃癌、胰腺癌、遗传性乳腺癌-卵巢癌综合征（HBOCS）、林奇综合征、家族性腺瘤性息肉病、黑斑息肉综合征（PJS）等。

卵巢癌治疗过程中基因检测的时机有哪些

在卵巢癌的治疗中，建议患者在经济条件允许的情况下，尽早接受基因检测，并且在疾病治疗的各个节点进行动态监测。临床上必要的检测时机主要包括以下几个。

· 初次诊断

（1）若患者因盆腔肿物入院，术中发现卵巢恶性肿瘤，并进行卵巢癌全面分期手术，那么建议在术后进行外周血胚系突变检测和手术肿瘤组织体系突变检测。

（2）若评估患者不能进行初次肿瘤细胞减灭术，穿刺组织明确卵巢癌诊断后拟行卵巢癌新辅助化学治疗者，则建议在新辅助化学治疗前留取外周血标本和穿刺组织进行基因检测。

（3）若患者以胸腔积液和腹腔积液为主要症状，无可行穿刺活组织检查部位，可考虑胸腔积液和腹腔积液提取肿瘤细胞进一步行组织包埋后再进行基因检测。

· 首次复发

无论患者初治时是否进行基因检测，在首次复发后都建议进行肿瘤组织体系突变检测，这是因为复发后肿瘤组织可能出现与初治前不同的体系突变。采用穿刺活组织检查或手术切除标本进行基因检测。

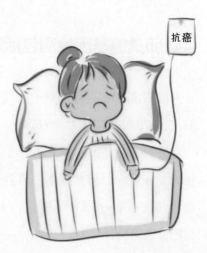

抗癌

· 多次复发

同理，在每次复发开始治疗前，均建议进行肿瘤组织的体系突变检测，可根据相应结果筛选可用的靶向治疗药物，为患者的后续治疗提供更多选择。

有卵巢癌家族史的健康人群需要做基因检测吗

如果家族中有卵巢癌或乳腺癌患者，首先推荐年满 18 岁的一级亲属（如父母、子女、兄弟姐妹）进行 BRCA 基因检测。如果一级亲属发现 BRCA 检测结果阳性，就推荐相应的年满 18 岁的二级亲属［祖父母、外祖父母、叔（伯）、姑、姨、舅］进行 BRCA 基因检测。以此类推，如果发现二级亲属存在 BRCA 基因阳性，还可以对三级亲属（表兄妹或堂兄妹）进行检测。最终，我们可以获得肿瘤家系图。另外，检测时未满 18 岁

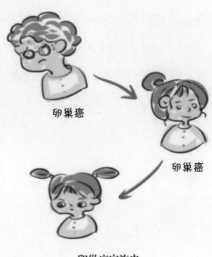

卵巢癌

卵巢癌

卵巢癌家族史

的亲属也可以在年满 18 岁后根据意愿，选择是否进行 BRCA 基因检测。

卵巢癌患者的一级家属一定要进行基因检测吗？若检测结果为阳性，能有效预防吗

正如前面所说，不是所有的卵巢癌一级亲属都要进行基因检测。首先建议卵巢癌患者进行基因检测，如果发现 BRCA1、BRCA2 突变，则建议其一级亲属进行基因检测；如果一级亲属中也发现 BRCA1、BRCA2 突变，则建议相应的二级、三级亲属也进行基因检测。但如果未发现卵巢癌患者自身存在 BRCA1、BRCA2 基因突变，则一级亲属不必进行基因检测。

如果其他家庭成员检测结果呈阳性，为降低卵巢癌和乳腺癌的发病风险，通常会向家属提出以下建议。

（1）对于预防卵巢癌发病，建议到一定年龄时（BRCA1 突变者为 40 岁，BRCA2 突变者为 45 岁）进行预防性双侧卵巢及输卵管切除，这样可以避免 96%

的卵巢癌发生；在上述年龄段切除卵巢，还能使今后乳腺癌的发生风险降低50%，并且对死亡率有显著影响。

（2）对于预防乳腺癌发病，研究提示 *BRCA* 基因检测有助于早期乳腺癌的发现和诊断，可考虑 45 岁以后进行预防性乳腺切除。

（3）对于男性基因检测阳性家属，建议每年定期进行胃肠镜和肝、胆、胰、脾、肾脏超声检查，必要时进行增强 CT 或 MRI 检查。

④

肿瘤患者做一次基因检测，就能一劳永逸吗

靶向药物为肿瘤治疗打开了一扇新的大门。而基因检测就像抗肿瘤路上的一盏"明灯"，能在黑暗中指导肿瘤患者进行靶向药物的选择及个性化的治疗。

目前，基因检测在多数情况下是要自费的，而且检测费用通常不便宜。因此，许多妇科肿瘤患者在病情进展、医生要求再做一次基因检测时，难免会有这样的疑虑："我不是已经做过一次基因检测了吗？""一个人的基因还会变吗？""有必要再做一次基因检测吗？"

一次基因检测，真的能一劳永逸吗

首先，肿瘤组织内的基因，每时每刻都在发生新的随机的突变，妇科肿瘤也是如此。各种治疗手段都可能会影响突变发生的频率。打个比方，原来平均每10万个细胞每天突变1次，现在可能变成了平均每1万个细胞每天要突变1次。

其次，基因检测的目标是肿瘤组织的突变基因，而肿瘤组织的基因状态会在抗肿瘤药物的作用下发生变化。因此，只有动态监测才能及时发现已经发生变化的基因状态。

总的来说，妇科肿瘤在发生、发展及治疗过程中有可能发生新的突变，第一次未检出的突变或许会在第二次基因检测中被检出，或者

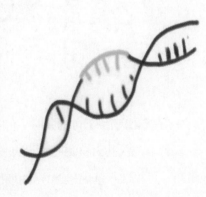

也可能检出新的突变。再次基因检测或许可以帮助患者在无药可用时找到"一线生机"，或者获得更精准的治疗选择。

哪些情况下，我们需要再次基因检测

当出现以下几种情况时，我们需要再次基因检测。

• 目前靶向治疗出现耐药导致肿瘤复发，需要寻找新的靶向治疗方案

这是最常见的一种情况。患者在第一次做基因检测时，发现了肿瘤驱动基因（肿瘤驱动基因是指突变后对肿瘤的发生和发展过程起到推动作用且影响显著的基因），在接受相应靶向治疗一段时间后出现了耐药——肿瘤复发了。此时需要再次行活组织检查，判断耐药原因，寻找新的靶向治疗可能。因此，如果一代靶向治疗药出现耐药，再次做基因检测非常重要，这就是所谓的"二次基因检测"。因为这时的肿瘤，可能和最初诊断的时候已经完全不同。

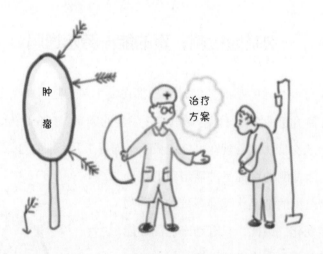

• 寻找靶向治疗的机会时

若第一次基因检测时，没有发现驱动基因，患者无奈接受化学治疗后又出现耐药，可再次行基因检测，寻找靶向治疗的机会。

· **需要采用更好的方法，进行更大范围的检测时**

因为各种原因造成第一次的基因检测可信度较低，如检测方法差或检测范围较窄，则有必要采用更好的方法进行更大范围的检测。

再次基因检测时，所用的标本和之前一样吗

再次基因检测时，检测的标本可以是多样的，但一般推荐的标本优劣顺序是（从最优至最劣）：最近手术或活组织检查新取的组织标本→1～2 年内的组织标本→最新的血标本→2 年以上的组织标本。

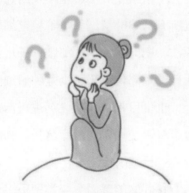

（1）如果是经治疗后发生肿瘤的分期进展，为进一步确认进展原因及治疗方案，常需要进行穿刺取组织，此时就可以用该组织来做基因检测。

（2）如果是手术后超过 2 年或经过了一系列治疗后肿瘤复发，且无法通过手术或穿刺取得组织标本的患者，则可以使用血液标本进行检测。

（3）若组织标本不能满足基因的定性和（或）定量分析时，可以通过血液基因［即循环肿瘤 DNA（circulating tumor deoxyribonucleic acid，ctDNA）］检测来评估疾病过程，以弥补组织基因检测的漏洞。

血液样本

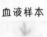

实验处理

提取 DNA

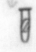

DNA 定量

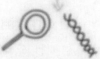

⑤

基因检测与靶向治疗，两者为何缺一不可

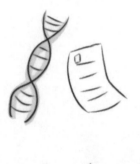

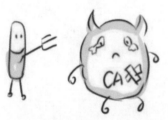

基因检测指导靶向药物的选择

靶向治疗是一种以干扰癌变或肿瘤增生所需的特定分子来阻止肿瘤细胞增长的药物疗法，有别于干扰所有持续分裂细胞（不稳定细胞）的传统化学治疗法。靶向治疗是在细胞分子水平层面，针对已经明确的致癌位点（可以是肿瘤细胞内部的蛋白质分子，也可以是基因片段）进行治疗。为了判断患者是否可以使用靶向治疗药物，临床医生一般会首先推荐进行基因检测。

妇科肿瘤的基因突变类型很多，而不同基因突变类型指向不同的靶向药物，只有明确了基因突变的类型才能选择靶向药物治疗。

目前针对靶向治疗的基因检测方案有哪些

基因检测，关键在于检测什么基因，目前有两种检测方案。

• 针对性检测

针对性检测仅检测指导靶向药物治疗的基因突变，能满足用药指导的需求，价格相对便宜。

• 全面检测

全面检测会同时检测几十甚至上百个肿瘤相关的基因突变，包括指导靶向药物治疗的基因突变和目前尚无明确治疗方案的基因突变，能满足高端诊断的需求，一般价格较贵。

针对性检测都检测哪些目的基因

从指导靶向药物治疗的需求出发，针对性检测主要检测两类基因突变。

• 有药可治的基因突变

比如 *EGFR*、*ALK* 和 *ROS1* 等，都有对应的靶向药物，对它们进行检测可以直接指导治疗。

• 判断疗效的基因突变

例如，※KRAS※※ 检测可用于筛选不能从分子靶向药物中获益的患者，从而避免其盲目用药。

妇科肿瘤患者基因检测都有哪些项目

• 卵巢癌患者

基因检测项目有：*BRAC1/2* 检测，HRR/HRD 通路检测，化学治疗药物、靶向药物和免疫药物相关基因检测。通过检测，可以指导卵巢癌患者的化学治疗用药，评价患者对靶向药物的敏感性，指导靶向治疗。

• 子宫内膜癌患者

基因检测项目：分子分型检测，遗传肿瘤基因检测，化学治疗药物、靶向药物及免疫治疗药物相关基因检测。通过检测，可以评估患者发生林奇综合征等遗传肿瘤的风险、筛查患者亲属的肿瘤风险。

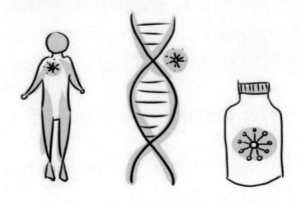

妇科肿瘤患者选择靶向药物前，
需要检测的基因都有哪些

目前临床上，妇科肿瘤患者选择靶向药物前需要检测的基因主要有以下几个。

• *NTRK* 融合基因

指南推荐宫颈癌、子宫内膜癌、卵巢癌患者均进行 *NTRK* 融合基因检测，可指导拉罗替尼、恩曲替尼等靶向药物的选择。

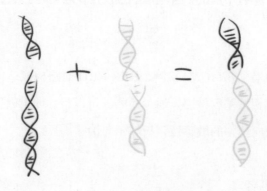

• *HER2* 基因

在子宫内膜癌患者中，对于 Ⅲ / Ⅳ 期或复发性浆液性癌，指南推荐 *HER2* 基因检测，可指导曲妥珠单抗药物的选择。

- **BRAF V600E 突变及 BRCA1/2 基因**

在卵巢癌中，靶向治疗相关基因相对较多，指南推荐 *BRAF* V600E 突变检测以及 *BRCA1/2* 基因检测，可分别指导达拉非尼 + 曲美替尼或奥拉帕利 / 尼拉帕利药物的选择。

- **同源重组修复缺陷检测**

在卵巢癌中，指南提出，即使使用过贝伐珠单抗的 Ⅱ～Ⅳ 期一线化学治疗完全缓解（肿瘤经过抗肿瘤治疗获得完全缓解，常用"CR"表示）/ 部分缓解（常用"PR"表示）患者，若 *BRCA1/2* 结果为阴性或未知而同源重组修复缺陷（HRD）检测阳性，推荐奥拉帕利 + 贝伐珠单抗维持治疗。对于三线及以上化学治疗后系统治疗，HRD 阳性可考虑尼拉帕利单药治疗。

同源重组修复缺陷检测是什么？
为什么说它在卵巢癌中非常重要

同源重组修复缺陷（homologous recombination deficiency，HRD）通常指细胞水平上的同源重组修复（homologous recombination repair，HRR）功能障碍状态，可由 HRR 相关基因胚系突变或体细胞突变及表观遗传失活等诸多因素导致，常存在于多种恶性肿瘤中，在卵巢癌、乳腺癌、胰腺导管癌、前列腺癌等肿瘤中尤其突出。

HRD 会产生特定的、可量化的、稳定的基因组改变，可通过建立基于基因组特征分析的评估体系来预测肿瘤 HRD 状态及其程度，已成为晚期卵巢癌患者临床应用多腺苷二磷酸核糖聚合酶［poly（ADP-ribose）polymerase，PARP］抑制剂的新型生物标志物，也可能对乳腺癌、前列腺癌等肿瘤的 PARP 抑制剂和铂类药物的临床用药具有指导价值。

《卵巢癌 PARP 抑制剂临床应用指南（2022 版）》指出，HRD 检测可以使 PARP 抑制剂敏感人群从约占 25% 的 BRCA 突变人群扩大到约占 50% 的 HRD 阳性人群。因此，全面评估 HRD 状态对于筛选 PARP 抑制剂敏感人群尤为重要。

靶向药从什么时候开始吃？要吃多久？停药后会复发吗

我们建议具有靶向药适应证的妇科肿瘤患者在化学治疗达到完全缓解或部分缓解后，越早开始服用靶向药越好。一般建议患者在度过化学治疗严重副作用阶段、血常规稳定在正常水平后，即可以开始服药。一般为化学治疗结束后 4 ～ 12 周以内，大部分患者在化学治疗结束后 8 周左右就可以开始服药。如果患者可以耐受药物副作用，3 个月未出现疾病进展，我们建议至少服药 2 年，在经济条件允许的情况下可以持续服药 5 年，甚至终身服药。

参考文献

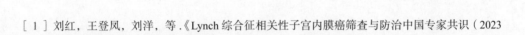

[1] 刘红，王登凤，刘洋，等.《Lynch 综合征相关性子宫内膜癌筛查与防治中国专家共识（2023 年版）》解读 [J].肿瘤预防与治疗，2023，36（3）：194-199.

[2] 刘帅，杨曦，张乃怿，等.检测 PTEN、PI3KCA、Ki67 在子宫内膜细胞学筛查子宫内膜癌中的价值 [J].中国妇产科临床杂志，2023，24（1）：29-32.

[3] 苏梦婵，郑莹.2022《NCCN 遗传性 / 家族性卵巢癌风险评估与临床管理指南（第 1 版）》解读 [J].实用妇产科杂志，2022，38（7）：508-512.

[4] 王登凤，俞梅，宋坤，等.胚系 BRCA 突变的卵巢癌（包括输卵管癌和原发性腹膜癌）患者行乳腺癌筛查的专家指导意见（2022 年版）[J].肿瘤预防与治疗，2022，35（5）：402-406.

[5] 王晓昕，张国楠.遗传性妇科肿瘤致病基因携带者的肿瘤筛查 [J].实用妇产科杂志，2023，39（1）：9-12.

[6] 杨洁，向阳.遗传性妇科肿瘤致病基因携带者的降风险手术 [J].实用妇产科杂志，2023，39（1）：12-14.

[7] 杨子慧，刘新宇，杨曦，等.林奇综合征患者子宫内膜癌及卵巢癌的筛查与预防 [J].国际妇产科学杂志，2021，48（4）：453-456.

[8] 中国医师协会妇产科医师分会妇科肿瘤学组，中国初级卫生保健基金会妇科肿瘤专业委员会，张国楠，等.Lynch 综合征相关性子宫内膜癌筛查与防治中国专家共识（2023 年版）[J].中国实用妇科与产科杂志，2023，39（1）：49-57.

[9] 中华医学会妇科肿瘤学分会，孔北华，刘继红，等.卵巢癌 PARP 抑制剂临床应用指南（2022 版）[J].现代妇产科进展，2022，31（8）：561-572.

[10] 左鹏，李小平.妇科肿瘤基因检测、靶向治疗及免疫治疗现状 [J].中国临床医生杂志，2023，51（3）：271-275.

第4部分

妇科肿瘤的前世：
癌前病变

① 宫颈癌前病变，轻中重度各不同

宫颈癌是严重威胁全球女性健康的恶性肿瘤之一。2020 年，全球有超过 60 万女性患上宫颈癌，大约 34.2 万名女性因宫颈癌死亡。宫颈癌是一种可预防、可治疗的疾病，是目前唯一可通过三级预防措施予以消除的恶性肿瘤。快速准确的筛查计划对于宫颈癌的预防和早期发现、早期治疗至关重要。2020 年 11 月，"加速消除宫颈癌全球战略"正式启动，针对宫颈癌前病变的筛查和治疗是消除宫颈癌的关键举措。现在，我们一起来走近宫颈癌前病变，了解它的"真实面目"。

什么是宫颈癌前病变

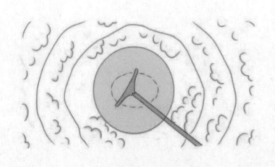

我们所说的"宫颈癌前病变"，通常指"宫颈鳞状上皮内病变"，后者是阴道镜病理学检查单上经常出现的诊断名词。"宫颈鳞状上皮内病变"还有一个"曾用名"，叫"宫颈上皮内瘤变"（cervical intraepithelial neoplasia，CIN）。CIN 指的是正常的宫颈上皮细胞被不同程度的异型细胞所取代，是和宫颈浸润癌密切相关的宫颈病变。

大家常说的"癌"，其实是身体各处本应该正常生长的细胞，由于各种原因而出现"失控"，成为恶性增生的细胞。可以通俗地理解为：宫颈鳞状上皮内病变是宫颈癌的"前传"。但是，即使发生了宫颈鳞状上皮内病变，也并不是一定会进展到宫颈癌的。

什么是宫颈癌前病变的分级

宫颈癌前病变主要根据病理学检查进行分级。传统上一般以"宫颈上皮内瘤变"，按其病变程度分为 CIN Ⅰ级、CIN Ⅱ级和 CIN Ⅲ级。之后随着学科进展，"宫颈上皮内瘤变"更名为"宫颈鳞状上皮内病变"。2014 年以后，世界卫生组织依据宫颈鳞状上皮内病变进展为浸润性癌的风险，将其分为低级别鳞状上皮内病变和高级别鳞状上皮内病变。两个分级系统的分级依据不同，两者对应关系为：低级别鳞状上皮内病变相当于 CIN Ⅰ级和一部分的 CIN Ⅱ级，高级别鳞状上皮内病变相当于一部分的 CIN Ⅱ级和 CIN Ⅲ级。

首先，让我们吃一颗定心丸：低级别鳞状上皮内病变不是癌前病变，而是一种良性病变。如果是定期体检，首次诊断为低级别鳞状上皮内病变的患者，医生提供的治疗建议往往是告知患者要定期随访。高级别鳞状上皮内瘤变，则是不太乐观的一种病变。它是宫颈癌的癌前病变，如果不加干预的话，可能发展为宫颈浸润癌。

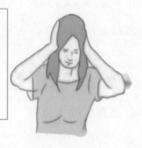

病理检查报告单

临床诊断
高级别鳞状上皮内病变

宫颈癌前病变能治好吗

我们先要明确，癌前病变不是"癌"，不应该将其与癌"画等号"。癌前病变是细胞出现异常增生的过程，除了数量增加，异型程度也可能逐渐加重，但尚

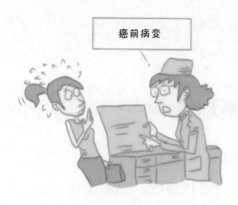

未发展成癌。大部分癌前病变在此阶段即"紧急刹车"，会长期稳定甚至"原路返回"（消退复原）。只有相当小的一部分癌前病变会继续发展，最终演变成癌。因此，对于那些可以逆转的癌前病变，无需过度担心；而对于可能会发展成为癌的高危癌前病变，只要妥善处理，完全可以治愈。

按照病变程度，宫颈癌前病变具体怎么分级

宫颈癌前病变由轻到重，可分为轻度上皮内瘤变、中度上皮内瘤变和重度上皮内瘤变。

（1）轻度上皮内瘤变（CIN Ⅰ），一般不要紧，病变不超过宫颈上皮下 1/3，大多数可以逆转成正常细胞。

（2）中度上皮内瘤变（CIN Ⅱ），发生癌变的概率就要比轻度上皮内瘤变大，病变超过宫颈上皮下 1/3，但未超过宫颈上皮下 2/3。

（3）重度上皮内瘤变（CIN Ⅲ），病变超出宫颈上皮下 2/3，甚至波及宫颈上皮的全层，属于最严重的级别，称为原位癌，具有恶性转化的风险，患者需要尽早治疗。

轻度、中度上皮内瘤变可以定期观察；如果查出有重度上皮内瘤变则需要进行处理，以防发生癌变。在病变处于癌前病变前进行处理，肯定要比发生癌变后再治疗的效果好。

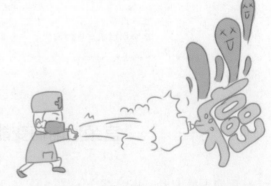

②

出现宫颈癌前病变，早期干预很重要

体检查出肿瘤或癌前病变时，不少朋友可能会感到奇怪，平时也没感觉到有什么不适，吃睡都正常，怎么就查出异常了呢？其实，肿瘤并不是一下子出现的，从它生成到让人产生不适，是一个缓慢的过程。例如，宫颈癌的演变需要经过增生、不典型增生（即癌前病变）、原位癌、早期浸润、浸润癌的过程，这中间可能有数十年的时间。如果在宫颈癌前病变的阶段就能止步，那么宫颈癌也就很难发生。

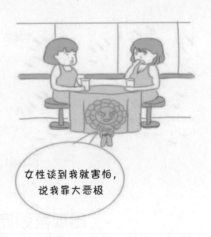

女性谈到我就害怕，说我罪大恶极

出现宫颈癌前病变会有哪些表现

我们已经初步了解了宫颈癌前病变，那出现宫颈癌前病变会有哪些表现呢？宫颈癌前病变时，一般没有特殊症状，偶尔有阴道分泌物增多，可能伴有臭味，也可在性生活或妇科检查后出现阴道出血。

宫颈癌前病变一定会演变成癌吗

也许有一些人会有疑问，出现宫颈癌前病变，我们是不是就离宫颈癌不远了？宫颈癌前病变不是宫颈癌，甚至连宫颈癌的初期都不是。癌前病变是一种病理学的诊断，它具有双向性，可能会向不好的方向发展，也可能恢复到正常状态。也就是说，癌前病变是个可控，甚至可逆的状态。从癌前病变阶段发展到肿瘤，一般需要几年，甚至数十年的时间。所以，在身体出现癌前病变时，如果我们懂得及时"刹车"（干预），完全有机会避免癌变，而这也是肿瘤的最后一道防线。

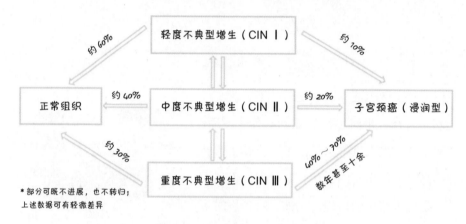

子宫颈上皮内瘤变（CIN）演变示意

出现宫颈癌前病变，该如何治疗

目前临床上治疗宫颈癌前病变的方法主要依据 CIN 分级不同而有所不同。

（1）CIN Ⅰ级：发展为宫颈癌的概率较低，可以定期（至少每 2 年 1 次）进行宫颈细胞学检查及 HPV 检测。

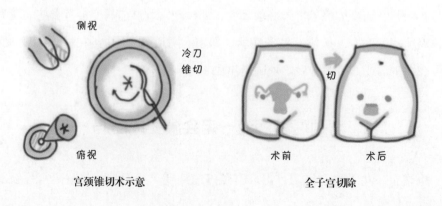

宫颈锥切术示意   全子宫切除

（2）CIN Ⅱ级：可采用宫颈冷刀锥切术或者激光、冷冻等物理治疗。

（3）CIN Ⅲ级：包括重度不典型增生和原位癌，可根据自身具体情况，采取宫颈冷刀锥切术（有生育要求）或者全子宫切除术（无生育要求）。

如何预防宫颈癌前病变的发生

预防宫颈癌前病变的发生，我们需要做到以下几点。

（1）避免过早发生性行为、杜绝性生活混乱，对于降低宫颈癌前病变的发病率有重要的意义。

（2）定期体检，尤其是妇科体检，是防治宫颈癌前病变及其他肿瘤的有效方法。若在早期发现宫颈癌前病变，其治疗效果还是非常好的。

（3）科学、及时治疗宫颈糜烂。宫颈糜烂不及时治疗或未采用正确方法治疗，可造成炎症长期累积，导致病变组织发生不典型增生而演变成癌。

（4）注意自我保护。平时注意个人卫生和性伴侣的卫生。如夫妻性生活要适度、性生活前后清洗外阴、经期不进行性生活、不要做不适当的阴道清洗等。

（5）要特别留心宫颈癌的早期信号。例如，不明原因的性生活时阴道流血，即便量极少，也不能忽略。因为这种信号并不是每次性生活后都会出现的，也许下一次出现是在半年之后或更久以后，到那时肿瘤可能已经进展而失去早期治疗的良机。

③

阻击宫颈癌前病变，别让它变宫颈癌

据《2020 全球肿瘤统计报告》，世界范围内，该年度女性宫颈癌新发病例 604 127 例，占女性癌症新发病例总数的 6.5%，占比位居所有女性肿瘤的第四；女性宫颈癌死亡病例 341 831 例，占女性癌症死亡病例总数的 7.7%，占比同样位居所有女性肿瘤的第四；发展中国家的女性宫颈癌发病率和死亡率远高于发达国家。该报告同时指出，该年度宫颈癌居我国女性高发肿瘤第六位，发病人数约 11.0 万（占我国女性肿瘤发病总数的 5.2%），死亡人数约 5.9 万（占我国女性肿瘤死亡总人数的 5.0%）。而且，宫颈癌发病逐渐年轻化，更加严重影响了女性的身心健康，增加了全球肿瘤负担。早发现、早诊断、早治疗已经成为宫颈癌的主流诊疗策略。

——宫颈癌前病变发展到什么程度时，更易演变为宫颈癌——

之前我们说过，2014 年以后，世界卫生组织依据宫颈鳞状上皮内病变（也就是"宫颈癌前病变"）进展为浸润癌的风险，将其分为低级别鳞状上皮内病变和高级别鳞状上皮内病变。

高级别鳞状上皮内病变（high-

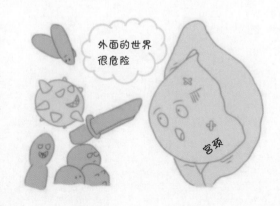

grade squamous intraepithelial lesion，HISL）指如果不治疗就具有发展成癌的风险的病变，多由高危型 HPV 持续感染导致，是我们需要重点"拦截"的对象。HISL 包括部分宫颈鳞状上皮内瘤变Ⅱ级（CINⅡ级）和宫颈鳞状上皮内瘤变Ⅲ级（CINⅢ级），后者是离宫颈癌最近的一个等级。

宫颈癌前病变演变为宫颈癌，一般需要多久呢

据临床数据统计，宫颈癌患者群比癌前病变患者群年长 10 岁左右。因此有人认为从癌前病变阶段发展为确诊的宫颈癌需要经历约 10 年。但是，并非所有的宫颈癌前病变在经过 10 年时间后都会发展成宫颈癌；只要早期发现，通过科学、规范的治疗，是可以明显缓解症状，甚至获得临床治愈的。所以说，不用太紧张，"因为我得了癌前病变，十年后我一定会得宫颈癌"的想法是不对的。

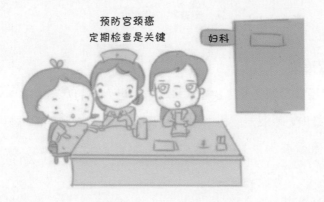

出现宫颈癌前病变后，如何预防其演变为宫颈癌呢

出现了宫颈癌前病变，不必惊慌，可以采取以下措施来预防其演变为宫颈癌。

• 宫颈癌三阶梯筛查
第一阶梯：液基薄层细胞学检查（TCT；宫颈细胞学检查项目之一）或 HPV 检测。

第二阶梯：电子阴道镜检查。

第三阶梯：组织病理学检查。

经过以上三个阶梯的筛查，就可以确定宫颈病变情况，及时发现早期宫颈癌。建议有性生活的女性，至少每 2 年做 1 次 TCT 及 HPV 检测；如有异常，则需要进行阴道镜检查或组织病理学检查。

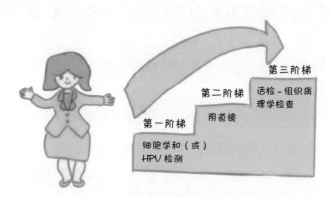

宫颈癌三阶梯筛查

· 积极治疗感染

积极治疗慢性宫颈炎及宫颈癌前病变。对已发现的宫颈癌前病变和生殖系统感染，尤其是 HPV 感染，应积极到医院就诊，遵医嘱采取相应诊疗措施，以防宫颈癌的发生和发展。

· 接种 HPV 疫苗

条件允许时可接种宫颈癌疫苗，预防宫颈癌的发生。

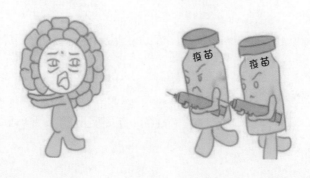

·防止过度疲劳

不良生活习惯会降低人体免疫力，给病毒入侵提供机会。

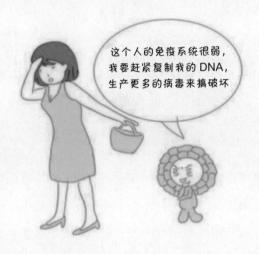

·正确认识性行为

加强健康教育，提高防范意识，避免过早性生活，杜绝性生活混乱。女性和性伴侣都要注意性生活卫生。

4

治疗宫颈癌前病变，手术是首选

宫颈癌是最常见的妇科肿瘤之一，高危型 HPV 的持续感染是导致绝大多数宫颈癌的直接原因。而从 HPV 感染到宫颈癌的整个过程中，会经历宫颈癌前病变阶段。如果在该阶段选择性地进行手术，可以避免宫颈癌的发生，这也被称为宫颈癌的"第三级预防"。当然，手术完以后并不是就可以高枕无忧了的，即使手术很完美，切缘都是阴性的，仍然还有可能再出现疾病的复发和进展。

宫颈癌前病变手术前需要做哪些准备

如果经病理检查明确诊断，需要做宫颈环形电切术（loop electrosurgical excision procedure of cervix，LEEP of cervix；临床常简称为"LEEP"）或宫颈冷刀锥切术（cold knife conization of cervix，CKC of cervix；临床常简称为"CKC"）。手术前，首先要与医生沟通，明确手术目的，医生也会向患者交代病情，告知手术的必要性和操作过程，以及术后注意事项，并签订知情同意书。术前还需进行妇科检查和其他相关检查以排除阴道炎和全身感染的情况。对于尚未绝经的女性，手术应该在月经干净后的 3 ～ 7 天进行，术前 3 天禁止性生活。

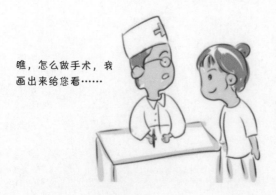

瞧，怎么做手术，我画出来给您看……

宫颈癌前病变手术后需要注意些什么

· 避免剧烈运动

首先要避免剧烈活动，并观察阴道出血情况。虽然术中采取了电凝止血、缝合止血等措施，但因伤口创面血供常较丰富，剧烈活动后局部小血管可能再次出血，伤口结痂也可能脱落，导致血管再次开放而出血。如果术后阴道出血量多，应及时到医院就诊。

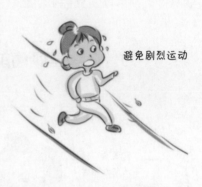

避免剧烈运动

· 注意事项

伤口愈合过程中会有少量渗血及分泌物，术后应勤换卫生巾，保证外阴清洁、干燥，避免感染；也不要做阴道上药和冲洗。

· 关注病理学检查结果

病理学检查可以帮助进一步明确是否存在宫颈癌。一般术后1周左右会出病理学检查结果，此时需要及时到医院就诊。如果病理证实仅为癌前病变，排除宫颈癌，且切缘阴性，表明手术已经去除了病灶，手术起到了很好的治疗作用，只需要在医生的指导下门诊定期随访即可。如果病理学检查结果明确为宫颈癌，或术后切缘阳性，则需要遵医嘱继续治疗。

宫颈癌前病变术后可以有性生活吗

在进行宫颈环形电切术（LEEP）或宫颈冷刀锥切术（CKC）后，如果伤口创面愈合较好，患者是可以进行性生活的。

术后伤口创面会有少量渗血和分泌物，为防止伤口大量出血和感染，此时应当避免性生活，也要避免盆浴、游泳、泡温泉等。在观察期间，如果出现阴道大量出血，分泌物增多、有异味，需要及时到医院就诊，明确原因，妥善处理。术后 2～3 个月应进行第一次随访，请医生确认伤口的愈合情况。如果明确伤口愈合良好，则可以恢复性生活。

为什么说宫颈癌前病变手术后仍不能放松警惕

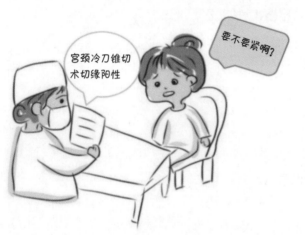

宫颈环形电切术（LEEP）及宫颈冷刀锥切术（CKC）都是宫颈癌前病变的手术治疗方式，手术后也仍需密切随访。研究表明，因宫颈癌前病变进行手术治疗的患者与普通人群相比，其宫颈癌的发生率仍会升高 2～5 倍。因此，做完手术并非就能"高枕无忧"。如经过连续 3 次随访结果均正常，则可以按照常规筛查进行随访监测。一般手术后高危型 HPV 消退需要 6～18 个月，消退时间与患者病变程度、年龄等因素有关。术后如 HPV 持续阳性，应当结合细胞学检查结果进行评估，必要时行阴道镜检查＋活组织检查术。

做完手术，发现了"癌"，该怎么办

如果宫颈癌前病变手术后的病理学检查结果提示宫颈浸润癌，患者需要尽快到可以治疗妇科肿瘤的医院就诊，请妇科肿瘤医生评估情况，根据患者年龄、肿瘤分期、是否有生育要求等决定进一步的治疗方案。

有时，肉眼不可见的宫颈浸润癌仅能通过宫颈环形电切术或宫颈冷刀锥切术后的病理学检查得以诊断。这是因为阴道镜虽然可以将宫颈进行局部放大，并通过醋酸试验（又称"醋白试验"）、碘染色的方式辅助诊断，但其仍有一定的漏诊可能，且阴道镜下取活组织检查在取材深度和广度方面存在局限性。因此，阴道镜下活组织检查的病理结果并不能作为最终诊断。

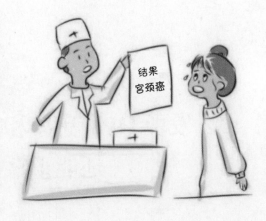

宫颈环形电切术或宫颈冷刀锥切术后病理学检查结果确诊了宫颈癌，虽然这并不是个好消息，但值得欣慰的是，多数此类患者的肿瘤分期相对较早，大多为ⅠA期，经积极治疗后预后相对较好。

5

发现 HPV 感染和宫颈癌前病变，
还能正常生育吗

近年来，20 ～ 30 岁女性患宫颈癌的人数显著上升。相比以往，宫颈癌发病年龄提早了近 10 年。许多出现 HPV 感染和宫颈癌前病变的女性都会为生育问题而焦虑和困扰。那么，出现 HPV 感染和宫颈癌前病变，到底还能不能生育？接下来，我们将对这一问题进行介绍。

HPV 病毒感染，这很严重吗

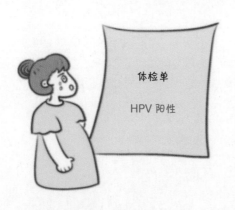

当感染 HPV 病毒以后，不必过于惊慌。HPV 就是人乳头瘤病毒的英文缩写。目前已知人乳头瘤病毒有近 200 个亚型，30 余种与生殖道感染有关，其中 15 种高危型 HPV 与宫颈癌前病变和宫颈癌密切相关。我国女性的 HPV 感染率约为 16.8%，有 70% ～ 80% 的女性在一生中至少感染过一次 HPV，多为一过性感染，约 90% 的 HPV 感染在 2 年内可自行消退。因此，通过自身免疫力使 HPV 感染自然转阴的概率很高，不用过度紧张。

面对 HPV 感染报告单，需要留意些什么

当我们面对 HPV 感染，我们需要做的是"看三看"。

一看：**HPV 型别**

根据 HPV 的致癌风险，可以将 HPV 分为两类。

> 高危型 HPV

高危型 HPV（high-risk HPV，HR-HPV）包括 16 型、18 型、31 型、33 型、35 型、45 型、52 型、58 型等，它们的致癌风险较高，主要引起的疾病有高级别宫颈上皮内病变、宫颈癌、肛门癌、口咽癌等。

如果感染的是 HPV16 型或 18 型，则需要做阴道镜检查排除是否有宫颈病变；如果是其他高危型 HPV 感染，则需要结合宫颈细胞学检查，若是意义不明的非典型鳞状细胞（ASCUS）或者是更严重的情况，做阴道镜检查也是必不可少的。

> 低危型 HPV

低危型 HPV（low-risk HPV，LR-HPV）包括 6 型、11 型、42 型、43 型和 44 型等，它们的致癌风险较低，主要引起的疾病是生殖器疣（尤其是肛门和外阴部）。

二看：**外阴有无肉眼可见的小菜花样组织**

外阴出现的小菜花样组织有可能就是由低危型 HPV 感染引起的尖锐湿疣。这些异常的小组织在妊娠期会随着胎盘分泌雌激素的增加而生长速度加快，所以在备孕前如果发现尖锐湿疣，需要先进行治疗，再妊娠。

•三看：阴道镜活组织检查的组织病理学报告

> 高级别鳞状上皮内病变

我们说过，对于宫颈癌前病变，部分宫颈鳞状上皮内瘤变Ⅱ级（CIN Ⅱ级）和宫颈鳞状上皮内瘤变Ⅲ级（CIN Ⅲ级）被视为高级别鳞状上皮内病变（HSIL），是我们需要重点"拦截"的对象。对于 CIN Ⅱ级，需要到宫颈专科医生处进一步诊治，以确定是随访还是手术治疗；如果是 CIN Ⅲ级，建议做宫颈锥切手术，一般术后半年就可以怀孕。

> 低级别鳞状上皮内病变

如果是低级别鳞状上皮内病变（LSIL），需要结合宫颈细胞学检查（TCT）结果，只要不是存在高级别鳞状上皮内病变的可能（ASC-H、HSIL），一般可以 6～12 个月后再做 TCT 和阴道镜检查，持续观察 1～2 年，这期间是可以怀孕和生育的。

> 宫颈炎症

如果是宫颈炎症时，要积极到医院就诊，然后定期随访就可以了，并不会影响怀孕及生育。

如果是孕期感染了 HPV，还能继续妊娠吗

根据现有证据，HPV 感染不是妊娠的绝对禁忌证，临床实践建议如下。

（1）需进行宫颈癌筛查，如果筛查结果异常，则需咨询医生，以便及时发现癌前病变和早期肿瘤，严重的需要在治疗后再考虑妊娠。

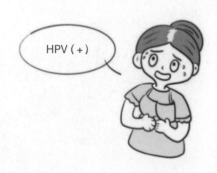

（2）需明确是否合并下生殖道其他感染。孕期 HPV 感染可使孕妇对其他细菌和病毒的易感性升高，HPV16 型或 18 型阳性的患者更易合并阴道混合感染，而细菌性阴道炎、需氧菌阴道炎、沙眼衣原体感染等下生殖道的感染与不良妊娠结局有关。因此，对

合并下生殖道其他感染的女性，建议治疗后，再考虑妊娠。

（3）需明确有无低危型 HPV 病毒导致的尖锐湿疣，建议发现尖锐湿疣者应积极治疗后再考虑妊娠。

HPV 感染对孕妈妈有什么影响呢

大部分孕妈妈的 HPV 感染为一过性感染，并不会出现宫颈病变。但我们仍需重视孕期的低危型 HPV 感染，它可以引起外阴、阴道和宫颈的尖锐湿疣，特别是肉眼可见的湿疣，会引起下生殖道局部组织的脆性增加，造成产时和（或）产后出血增多。

HPV 感染会影响到胎儿吗

HPV 阳性的孕妇中，新生儿 HPV 阳性率为 5% ～ 72%，但 HPV 阳性新生儿多可自行清除病毒。另外，若孕期 HPV 感染合并外阴、阴道壁及宫颈肉眼可见的尖锐湿疣时，由于受孕期激素的影响，尖锐湿疣增长迅速，经阴道分娩时可能会感染新生儿，故不建议阴道分娩。

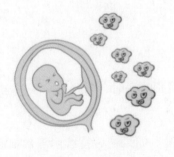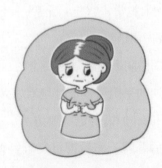

如果在孕期发现宫颈癌前病变，该怎么办

妊娠合并宫颈癌前病变时，妊娠并不会加速病变的进展，即便是孕期发现了

高级别的癌前病变（CIN Ⅱ级或 CIN Ⅲ级），在产后随着激素水平的下降，病变自然降级或者转归至正常的比例非常高。一项研究显示，56.9% 的妊娠期宫颈癌前病变在产后 3 月后自然降级，仅 2.45%～11% 的患者发生了病变进展。孕期发现宫颈癌前病变的分期不同，所采取的措施也不同。

• CIN Ⅰ级

CIN Ⅰ级可自行消退或恢复正常，不需做任何治疗。

• CIN Ⅱ级或 CIN Ⅲ级

妊娠期诊断为 CIN Ⅱ级或 CIN Ⅲ级时，需做阴道镜，由医生排除浸润癌后再继续妊娠，但需密切随访，每隔 10～12 周进行 TCT 和阴道镜检查，产后 6～8 周时再次进行评估。

一些给 HPV 感染孕妈妈的小提示

❖ 孕前重视宫颈病变的筛查：TCT 和 HPV 检查。

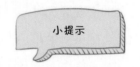

❖ 孕期 HPV 检查不是必需的，主要做 TCT 检查。如果发现宫颈细胞学（TCT）异常，要到宫颈专科咨询，明确是否需要做阴道镜检查。

❖ 孕期做阴道镜检查是安全的。

❖ 孕期如果阴道镜下怀疑有宫颈高级别病变时，只要排除了浸润癌，是可以继续妊娠的，但需要定期随访。

❖ 产后恶露干净后即可复查宫颈情况。如果产后持续阴道出血超过 6 周，也要考虑宫颈原因，及时到宫颈专科就诊检查。

6

子宫内膜癌前病变——不典型增生

子宫内膜不典型增生是指子宫内膜组织细胞发生异常增生的情况。正常情况下，子宫内膜会在月经周期中逐渐增厚，为受精卵的着床提供条件。但在一些情况下，子宫内膜细胞的增生可能不正常，出现不典型的变化。不典型增生是一个病理学术语，描述子宫内膜细胞在

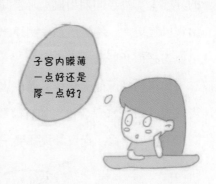

子宫内膜薄一点好还是厚一点好？

形态和结构上的异常变化。这些异常变化可能包括细胞的增生速度加快、形态不规则的细胞核、细胞的排列紊乱等。不典型增生在病理学上被认为是一种癌前病变，具有较高恶变为子宫内膜癌的风险。已明确是子宫内膜不典型增生且没有生育需求的女性，可遵医嘱尽快进行全子宫切除术。

什么是子宫内膜癌前病变

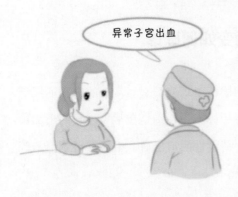

异常子宫出血

子宫内膜癌前病变指的是子宫内膜不典型增生，这种病变并不是肿瘤，而是一类良性病变。可假如不积极开展科学治疗，这种病变也有演变为子宫内膜癌的可能。因此，发现子宫内膜不典型增生后应当积极治疗，降低其继续发展的可能性。出现

子宫内膜癌前病变的病患，最重要的表现是异常子宫出血。对于已经有月经的女性，可以表现为经期延长、经量增多、月经前后淋漓出血、月经彻底不规律等。对于绝经后的女性，则可以表现为绝经后阴道出血、子宫内膜增厚等问题。

子宫内膜癌前病变有什么临床表现

绝经前妇女的表现有月经异常（如月经的规律性、频率、经期长度、渗血量的异样）与月经间期出血。月经间期出血相较经量递增的患者，其子宫内膜癌的出现风险更大。绝经后妇女阴道出血是子宫内膜癌的关键表现，任何绝经后阴道出血均必须开展进一步检查。

体格检查可能无异样，而仅表现为体重指数增加和多囊卵巢综合征表现。应当常规开展子宫双合诊，如有需要，应完善细胞学检查与子宫内膜活组织检查。对于绝经后出血，提议常规开展子宫内膜取样进行活组织检查。

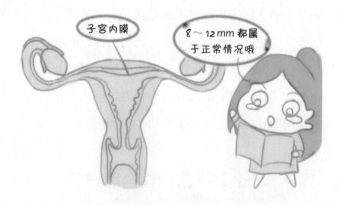

子宫内膜癌前病变如何确诊

子宫内膜癌前病变的确诊是通过子宫内膜活组织检查。与常规的内膜活组织检查相较，诊断性宫腔镜检查更加有利于得到标本。特别是在常规内膜活组织检查标本高度怀疑子宫内膜增生或者内膜癌、持续性阴道出血、未能够得到标本等时，诊断性宫腔镜的优点更加明显。

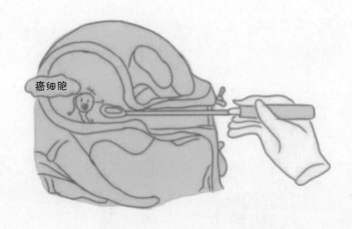

癌细胞

子宫内膜不典型增生跟子宫内膜癌有关系吗

大多数人可能对子宫内膜不典型增长并不是十分了解，实际上子宫内膜不典型增生是子宫内膜增生的一种，这对于女性患者身体健康的威胁十分巨大。

子宫内膜不典型增生是子宫内膜的一种癌前病变。简单来讲，假如女性存

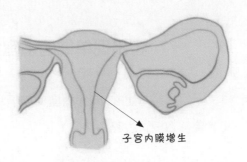

子宫内膜增生

在子宫内膜不典型增生而又不加以检查和治疗，只是任由其发展，那么子宫内膜不典型增生有一定概率会发生演变，引发子宫内膜癌。而人尽皆知，子宫内膜癌是一类十分严重的疾病，死亡率较高。因此，一旦发现子宫内膜不典型增生，务必要即刻去医院开展检查与治疗。

出现子宫内膜不典型增生，该如何治疗呢

一方面，子宫内膜不典型增生本身会引起阴道出血及不孕的状况，对女性患者身体健康的伤害是巨大的。另一方面，如果子宫内膜不典型增生未获得科学治疗，最终也可能会诱发患者病情加重甚至死亡。因此大家千万不要掉以轻心，假

如发现子宫内膜不典型增生，务必要尽快到医院开展治疗，必要时甚至将子宫内膜切除，以杜绝癌变。

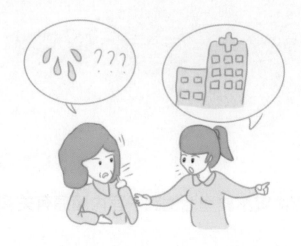

若出现单纯的子宫内膜增生，该怎么办

子宫内膜增生在 20 年内演变成子宫内膜癌的风险小于 5%，75% ～ 100% 的患者能够在随访过程中转归为正常。

• 药物治疗

> 常用药物

口服孕激素与含左炔诺孕酮的宫内节育系统可高效促使子宫内膜增生状况转变为正常。与口服孕激素相比较，含左炔诺孕酮的宫内节育系统可以有更高的转归率。

> 治疗周期与随访

口服孕激素或者含左炔诺孕酮的宫内节育系统治疗的时间至少要达到 6 个月，才可以获得子宫内膜增生的组织学改善。通常，在药物治疗阶段，每 3 ～ 6 个月要开展一次子宫内膜活组织检查，以此保障在治疗过程中病变没有发展。药物持续治疗超出 6 个月而成效不足的患者应当落实个体化治疗，而药物治疗超过

12 个月而没有成效的患者若继续治疗，也难以获得满意的效果，应当考虑更换治疗方法。对于出现复发高危因素的女性，应当延长其随访时间。

· 手术治疗

> 手术救治的适应证

全子宫切除术不是子宫内膜增生的最佳治疗方案，大部分的子宫内膜增生患者可以通过规范的孕激素治疗获得令人满意的效果，病变可逆转回归至正常水准。

以下状况时，可以考虑全子宫切除术。

（1）没有生育需求的患者。

（2）随访中进展为子宫内膜不典型增生或者子宫内膜癌的患者。

（3）药物治疗 12 个月以上病变无改变的患者。

（4）药物治疗后异常子宫出血持续存在的患者。

（5）拒绝开展子宫内膜随访或者药物治疗的患者。

子宫内膜癌前病变的人群日常应关注什么

对于出现子宫内膜癌前病变的人群，建议日常生活中要时刻注意月经情况，发生异常后应当尽快就医寻求帮助。另外，发生病变时，大多数患者会出现子宫异常出血，子宫口呈现开放状态，容易出现感染，所以要注重个人卫生，每天使用清水清洁外阴，同时及时更换内裤，以预防感染。

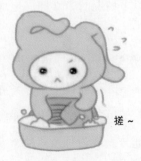

发现子宫内膜癌前病变，体重、血压、血糖需关注

子宫内膜癌是发生于子宫内膜的一组上皮性恶性肿瘤，好发于围绝经期和绝经后的女性，是最常见的女性生殖系统肿瘤之一。在我国，每年有接近 20 万的新发病例，并且随着社会的发展和经济条件的改善，其发病率亦逐年升高。子宫内膜癌仅次于宫颈癌，居女性生殖系统恶性肿瘤的第二位。子宫内膜癌前病变发展为子宫内膜癌的概率平均为 23%。那么，出现了子宫内膜癌前病变，需要注意什么呢？

引起子宫内膜癌前病变的高危因素有哪些

随着人们生活水平的提高，饮食运动方式的改变、激素的不规范应用等，都可能改变机体内的激素水平，影响女性内膜变化，进而导致内膜病变，增加子宫内膜癌的发病率。出现以下情况时，女性需更加警惕。

生殖内分泌失调性疾病

如无排卵性月经异常、无排卵性不孕、多囊卵巢综合征等。由于无周期性排卵，子宫内膜缺乏孕激素拮抗，长期的单一雌激素作用会使子宫内膜增生，甚至发生癌变。这些患者大部分表现为月经紊乱，如周期长短不一、经量时多时少或者经期延长等。

·肥胖、高血压、糖尿病

肥胖、高血压、糖尿病，又称为"子宫内膜癌三联征"。其中，肥胖是最常见的高危因素，近 70% 的早期患者为肥胖女性。有研究报道，体重超过正常体重的 15%，发生子宫内膜癌的危险性增加 3 倍。此外，糖尿病患者或糖耐量异常者患子宫内膜癌的风险相比正常人增加 2.8 倍，而高血压患者患子宫内膜癌的风险比血压正常者增加 1.5 倍。

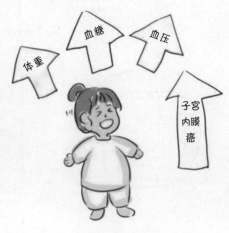

子宫内膜癌三联征

·初潮早与绝经晚

月经初潮早是子宫内膜癌的危险因素，绝经晚与子宫内膜癌风险增加的相关性不太一致，其使子宫内膜癌发病增加的可能潜在机制是患者子宫内膜暴露于雌激素刺激的持续时间较长。

·不孕

女性怀孕期间会产生大量孕激素，防止子宫内膜过度增生。未生育的女性发生子宫内膜癌的风险会增加 1 倍。

·不良生活方式

不良生活方式也会增加子宫内膜癌的风险，如饮酒、吸烟等。

为什么子宫内膜癌前病变青睐肥胖人群

肥胖被确定为一种疾病，与高血压、高血脂、高血糖并称为"死亡四重奏"。脂肪有储存雌激素的功能，多数研究认为脂肪含量升高与雌激素升高有

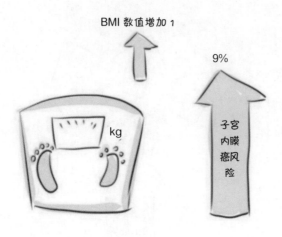

正相关性，肥胖者（尤其是向心性肥胖者、成年后开始出现肥胖者、体脂量过多者）体内雌激素过多，增加了其对子宫内膜的作用，最终使子宫内膜癌的患病风险升高。肥胖是目前所认识到的子宫内膜癌最主要的危险因素之一。

若我是子宫内膜癌的高发人群，该如何做好自身管理

肥胖、糖尿病和高血压与子宫内膜癌密切相关。子宫内膜癌的高发人群，在日常生活中要做好自我监测工作。另外，对于家族中曾有女性出现过子宫内膜癌的，也要多加注意。

（1）女性过度肥胖，确实会在一定程度上产生更多的雌激素，增加子宫内膜癌发病的风险。因此，日常生活中，无论是为了健康也好，为了美丽也罢，都要积极参与体育锻炼，既不能过度节食减肥也不能暴饮暴食，要尽量将体重维持在正常范围内。

（2）对于本身患有多囊卵巢综合征（俗称"多囊"）的女性来说，长期的不排卵也会导致体内雌激素水平上升，因此要积极配合医生进行治疗。

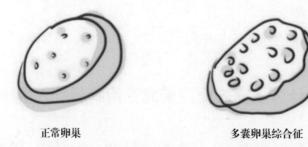

正常卵巢　　　　　　　　　　多囊卵巢综合征

（3）日常生活中，正常的健康女性要尽量少食用或者接触雌激素含量高的食

物或者药物，如保健品之类的；有特殊需求
的人群要遵医嘱服药。如果长期使用雌激素
类药物，一旦体内没有足够的孕激素，也可
能会诱发子宫内膜疾病。

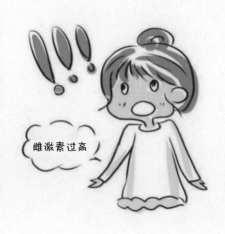

雌激素过高

（4）不单是子宫内膜癌的高危人群，
建议所有女性每年都要进行相关体检，在
医生的建议下进行经阴道超声检查等，随
时留意是否出现不规则出血等情况，在发
现异常时要及时到正规医院检查和治疗。

（5）最后想要提醒大家的是，医生可能会要求女性进行盆腔超声检查。盆腔
超声检查可以发现子宫内膜增厚与否、盆腔里有没有异常的回声和血流，继而帮
助初步判断是否有病变，以及病变性质和是否要进一步处理。因此，要积极配合
检查。

参考文献

［1］方飞凤，陈启霞.阴道镜联合 LEEP 刀技术治疗宫颈癌前病变的应用效果观察——评《阴道内镜学：基础与临床》［J］.中国国境卫生检疫杂志，2022，45（5）：432.

［2］蒋丹，庄琳，刘玉娟.阴道镜联合宫颈环形电切术治疗早期宫颈癌前病变 178 例的临床疗效［J］.中国性科学，2021，30（3）：55-58.

［3］李春梅，林琳.LEEP 手术在子宫颈 / 阴道病变中的治疗价值新探［J］.实用妇产科杂志，2021，37（12）：898-900.

［4］李建英.液基薄层细胞学检测在宫颈癌及癌前病变筛查中的应用［J］.现代肿瘤医学，2021，29（10）：1765-1768.

［5］李晓娟.宫颈癌前病变及宫颈癌与人乳头状瘤病毒感染［J］.中国卫生检验杂志，2023，33（7）：853-857.

［6］马晓黎，孟戈，段华.ASCCP《基于风险的子宫颈癌筛查结果异常和癌前病变管理指南（2019 年版）》中关于 25 岁以下特殊人群的相关问题解读［J］.中国实用妇科与产科杂志，2021，37（6）：660-664.

［7］茅娅男，尤志学.ASCCP 2019 共识指南子宫颈癌筛查结果异常管理解读［J］.现代妇产科进展，2021，30（1）：58-64.

［8］沈晓瑜，贾岳，杨志芹，等.子宫内膜癌流行病学趋势及危险因素的研究进展［J］.华南预防医学，2022，48（9）：1079-1081.

［9］谢加琼，邓洁，李婵玉，等.经阴道超声在不伴有不典型子宫内膜增生随访中的价值探讨［J］.中国计划生育和妇产科，2021，13（12）：74-77.

［10］张仙，赵云，吕玉霞，等 . 妊娠期宫颈癌前病变患者高危型人乳头瘤病毒感染及病毒载量检测意义［J］. 中华医院感染学杂志，2022，32（12）：1821-1824.

［11］赵爽，陈号，赵方辉 . 全球子宫颈癌前病变及宫颈癌治疗指南制订现状的系统综述［J］. 中华医学杂志，2022，102（22）：1666-1676.

第5部分

妇科肿瘤的诊断方
法：组织病理学检
查和辅助检查

①

病理学检查知多少

通常情况下，当身体某些部位出现病变，而且不能明确病变性质的时候，临床医生会通过切除、钳取或穿刺抽吸该部位的病变组织送到病理科，进行病理学检查。那么，什么是病理学检查？什么情况需要做病理学检查？具体的病理学检查报告该如何解读？今天就来为大家逐一介绍。

什么是病理学检查

病理学检查是指用于检查器官、组织或细胞病理变化的病理形态学方法，其目的是探索器官、组织或细胞的发病过程，探索疾病的病因、发病机制、发生和发展，以最终做出病理学诊断。病理学检查一般主要包括组织病理学检查、细胞病理学检查、分子病理学检查等。

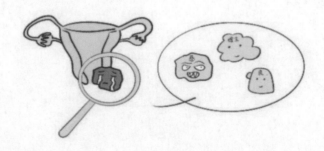

· 组织病理学检查

组织病理学检查主要是通过手术切取、腔镜下钳取等方法获得相应的组织

并将其制成切片，在显微镜下进行组织水平上的观
察，从而给予明确的诊断，指导临床治疗。

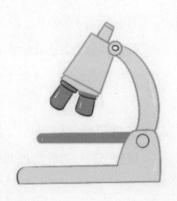

· 细胞病理学检查

细胞病理学检查主要是利用组织器官表面自
然脱落或者经刮取或细针穿刺等方法获得的组织细
胞，将其制成切片或涂片，在显微镜下进行细胞水
平上的观察，从而明确病变性质。

· 分子病理学检查

分子病理学检查主要是为了明确肿瘤的分子基因改变并观察其表达情况，它
是分子水平上的检查，能辅助诊断或指导临床治疗。

在什么情况下需要做病理学检查呢

病理学检查是所有医学检查中准确率最高的之一，可以达到99%以上，所
以病理学检查通常是诊断的金标准。妇科肿瘤患者主要在以下几种情况时，需要
做病理学检查。

· 明确病变性质，辅助诊断

组织病理学检查的应用特别广泛。妇科肿瘤根治术等手术切除的标本都需要
送到病理科，以明确病变性质。体液、胸腔积液、腹腔积液也都需要做病理学检
查来明确其性质，用于辅助妇科肿瘤患者的诊断。

· 确定手术范围

妇科肿瘤患者手术过程中也需要做病理，主要是术中冰冻切片检查，以明确
病变的良恶性和帮助决定手术范围。

• 评估治疗疗效

妇科肿瘤患者在化学治疗前和化学治疗后也需要做组织病理学检查，以评判化学治疗药的疗效，评估患者的预后。

• 发现早期病变

疑似早期妇科肿瘤患者也需要做病理学检查，以发现早期病变并尽早治疗。

病理学报告中，需要关注哪些内容

病理学报告非常重要，报告单上往往提示有妇科肿瘤的"早期信号"。对于病理报告的解读，重点应关注五大关键词：不典型增生、分化、癌前病变、可疑癌和原位癌。

• 不典型增生

不典型增生，也称异型增生、非典型增生、间变等，是上皮细胞长期受到慢性刺激而出现的不正常增生。如宫颈病变提示不典型增生、子宫内膜异常增生等，均要引起注意。

• 分化

在肿瘤报告中，一般需要描述其分化程度。因分化情况通常提示了相应的组织恶性程度和预后等"信息"。

• 癌前病变

癌前病变，通俗来讲就是"癌变趋势"，如宫颈癌前病变等。"癌前病变"并不是癌，但继续发展下去就有

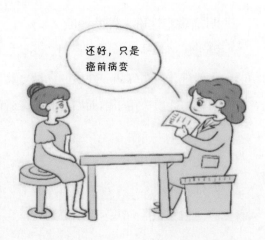

还好，只是癌前病变

癌变的可能，因此需要大家提高警惕。

· 可疑癌

出现此类词汇，表明不能完全肯定是肿瘤，或对肿瘤的诊断有所保留，需进一步检查。这可能是由于病变不够典型、性质难定，或者虽倾向为恶性但其组织量太少或有挤压等情况。

· 原位癌

原位癌是指肿瘤细胞仅局限于黏膜的上皮层或皮肤的表皮层内，尚未穿透基底膜浸润到黏膜下层或真皮层的肿瘤。一般来说，肿瘤的发生大多是按照"癌前病变→原位癌→浸润癌→转移癌"的过程发展的，从原位癌发展成为浸润癌可能需要数年时间。在此期间，患者可能没有任何感觉，如不认真、定期检查身体，很难发现异常。

现在，相信大家对病理学检查已经有了比较清晰的初步认识。在诊疗的过程中如需进行此项检查，希望大家不要过分紧张和担心。

② 妇科病理学检查流程早知道

妇科病理学检查主要包括活组织检查、宫颈脱落细胞学检查、诊断性刮宫这三种。妇科病理学检查是指将取下来的特定标本做成切片，再经过加工、染色、固定等，最后由专业的病理科医师在显微镜下观察标本细胞的形态、数目、结构等是否异常。它是诊断标本性质的金标准。妇科病理学检查是临床诊断中重要的项目，建议到正规医院就诊，遵医嘱检查。在去医院之前，我们有必要了解妇科病理学检查的流程，以便更好地配合治疗。

常规病理学检查流程是怎样的

常规的病理学检查流程，根据就诊场所的不同而有所不同。

就诊流程

·门诊检查

门诊病理学检查流程为：就诊患者持就诊信息（就诊卡、电子健康卡或身份证等）→检查科室进行检查、留取标本→将病理标本和检查申请单一起送至病理科窗口→窗口工作人员接收标本→告知患者获取报告的时间，病理科处理标本。之后患者按时取报告并至相应门诊复诊随访即可。

• 住院检查

住院病理学检查流程为：住院患者手术完成→医生开医嘱→手术室通过专用电梯将术后标本和检查申请单一起送至病理科→工作人员接收标本→处理标本。

妇科病理学检查需要预约吗

妇科病理学检查由医院的病理科负责完成，通常针对住院或门诊手术的女性患者，手术前的知情同意书中就会包括是否需要进行病理学检查的询问，一般不需要自行预约。但如果患者仅做病理科会诊的话，是需要预约的。

什么时候需要病理科会诊呢

临床上需要做病理科会诊的，主要包括以下情况。

（1）初步病理检查无法明确诊断时。

（2）病理诊断与临床表现不符合时。

（3）需要进一步了解特殊的预后指标时。

（4）原始病理学检查单位缺少某些特殊检查手段时。

病理科会诊需要提前到原医院病理科借所需的切片，必要时可以借涂胶白片或典型蜡块，带到会诊医院的病理科；另外还需要病史、辅助检查结果、原单位病理报告等信息。这些都有助于会诊医生做出正确判断。

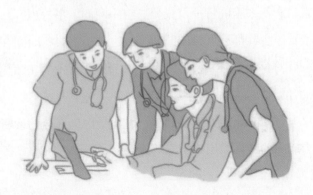

病理学检查结果一般多久能拿到

一般的病理学检查需要 3～5 个工作日才能拿到报告，通常分为急诊检查、快速病理学检查和平诊检查。

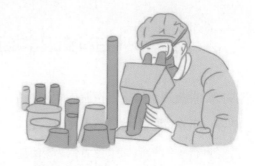

·急诊检查

一般来说要求比较快，可能第 1 天取标本，第 2 天就需要出结果。所以急诊检查第 1 天送的标本，通常第 2 天就可以收到结果。

·快速病理学检查

一般在手术过程中，医生取得组织，然后进行冷冻，再送到病理科检查，病理科在 30 分钟内就要出结果，所以更快。但是快速病理学检查结果准确率较常规低，约在 95%。

·平诊检查

一般需要 3～5 个工作日才能拿到结果。平诊检查需要病理科医生完成组织取材、制作薄片、石蜡固定等一系列环节，最后将标本制成玻璃切片，此后需要在显微镜下观察病变细胞的特征及成分、组织间的关系等内容。整个过程十分烦琐，且每一个程序步骤都有严格的时间限制，共计需要的时间在 5 个工作日左右。但对于部分疑难病例，还需要与上级医生或全科室医生讨论才能得出结论，可能时间又会稍有延长。

所以，建议大家在完成检查后耐心等待，给予医生充分的诊断时间，只有这样才能得到最为准确的结果以用于指导治疗。

病理结果出来后，医生会主动通知我吗

大多数情况下，病理学检查结果出来后，医生是不会通知患者本人或者家属的，都需要患者本人或者家属自行取报告，方能知道结果。如果是住院的情况，则病理报告会被送到患者所住的科室。

在需要做免疫组织化学检查的情况下，病理科医生会通知患者本人或者家属，至病理科进一步办理相关手续。

另外，若患者在做完手术后、病理结果出来前已经出院，这种情况下，若病理诊断结果是恶性的，医生会通知患者本人或者家属，安排进一步的诊治。

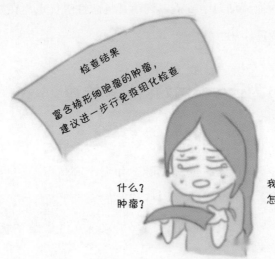

（3）

妇科肿瘤早发现，超声检查是首选

妇科肿瘤是严重危害女性身心健康的一类疾病，早期诊断、尽早治疗，将大大减轻疾病对女性患者身心健康和工作、生活的影响。超声检查因具有分辨率高、可对肿瘤病变进行血流动力学分析以判断其良恶性等优点而在妇科肿瘤的早期诊断方面发挥着积极的作用。

为什么要做妇科超声检查

妇科超声检查利用超声波的穿透性，对女性的盆腔、子宫及其附件等部位进行扫描，观察子宫、卵巢的位置、形态和大小等情况。妇科超声检查对于子宫肌瘤、阴道畸形、卵巢囊肿及妇科相关的恶性肿瘤等疾病，都能起到一定的辅助诊断作用。因此，妇科超声检查是发现女性生殖系统病变的重要方式之一。

妇科超声检查有哪些方式

·经腹部超声检查

经腹部超声检查（transabdominal ultrasonography，TAS）是超声探头在被检查者的下腹部来回移动，通过超声探头扫描获得盆腔内各个脏器的情况。其扫描范围较广，可以获得盆腔部位各个角度切面的立体图像，能够及时发现可能存在的病变及其发展状况。经腹部超声检查要求被检查者保持膀胱充盈，这样有利于医生清楚地观察盆腔。

经腹部超声检查的缺点是经腹部超声图像清晰度不够高，而且容易受到肠腔气体、腹部脂肪、瘢痕等因素的影响，导致较小的病灶不容易被观察到，从而影响诊断结果。

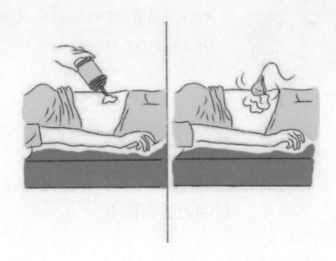

· 经阴道超声检查

经阴道超声检查（transvaginal ultrasonography，TVS）是超声探头经被检查者的阴道进行扫描。由于距离女性的子宫、卵巢等部位更近，TVS 能够观察到这些部位更为细微的结构和特征，而且图像清晰度更高，还不受腹壁厚度、肠腔气体等因素干扰，可以及时发现病变，如早期的内膜病变、子宫肌瘤等，从而帮助医生进行正确诊断。

经阴道超声检查的缺点是扫查范围不如经腹部超声检查，对于较大的肿块无法显示其全貌，并且不适用于没有性生活史的女性。

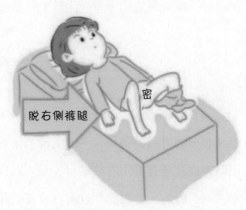

脱右侧裤腿

密

·经直肠超声检查

和经阴道超声检查类似，经直肠超声检查（transrectal ultrasonography，TRS）

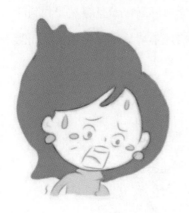

是将超声探头置于被检查者的直肠中进行超声扫描，以此获得盆腔部位的超声图像。TRS 可以较为详细地了解盆腔内部的结构，有助于医生准确评估卵巢功能、发现微小病灶，适用于不能进行经阴道超声检查的女性。

经直肠超声检查的缺点是扫查范围较经腹部超声检查局限，对于较大的肿块无法显示全貌，还容易引起被检查者的不适感。

既然可以做经腹部超声检查，为什么要做经阴道超声检查

经腹部超声检查是传统的检查方式，其扫查范围广，适合范围更大的病变；但检查前需要憋尿，让尿液充盈膀胱，探头才能够经腹部观察到子宫及卵巢的图像。这样做既麻烦、耗时，超声误差也相对较大。而经阴道超声检查则是目前临床使用最广泛的妇科检查方式，只要将探头套上一层保护膜，然后伸入阴道就能进行检查，无创、无痛，探头与盆腔器官更接近，图像显示也更清晰。不过，经阴道超声检查只适用于有性生活史的女性。

超声检查有副作用吗

妇科超声对于人体是否安全，这一问题的关键在于超声的剂量，就是超声的强度和照射时间的乘积。一般来说，正规超声设备对于超声的输出功率有严格的限制，而且还有医生时刻进行控制，在这样的条件下，超声检查用于妇科是安全的。到目前为止，尚没有过超声检查引起不良反应或胎儿畸形的相关报道。

女性什么时候做妇科超声检查最好

因检查的目的不同，女性做妇科超声检查的时机也会不一样。

· 月经周期的第 3 ~ 7 天

这个阶段，女性的月经基本已经排干净，子宫内膜较薄。此时进行超声检查，对卵巢囊性肿块、内膜息肉、内膜增生等疾病的诊断结果较为准确、可靠。

· 月经周期第 14 天左右

如果是月经周期正常的女性，需要监测排卵情况，则在月经周期第 14 天左右进行超声检查。此时可以观察优势卵泡的发育情况。

· 月经周期第 20 ~ 27 天

这个时期的子宫内膜较厚，通过超声检查能够较好地显示宫腔形态，有助于对宫腔粘连、子宫畸形等情况进行辅助诊断。而且，此阶段通过超声检查还能观察黄体的发育情况，从而了解女性的黄体功能。

女性患者超声检查前需要准备些什么

女性患者在超声检查前需要做哪些准备，是根据不同检查部位及检查方式而定的。

· 针对腹部的超声检查

针对腹部的超声检查包括肝脏、胆道系统、胰腺、脾脏、腹部肿块、腹部大血管等项目。检查前患者需禁食 8 小时以上，以保证胆囊、胆管内的胆汁充盈，并减少胃肠道食物和气体的干扰。

> 具体做法

在检查前一天的晚饭后开始禁食，次日上午行空腹检查；下午检查者应中午禁食，期间可适当饮水（含糖饮料、碳酸饮料、牛奶除外）。检查前 3 天最好禁食牛奶、豆制品、糖类等易产气的食物。如果同时要做胃肠、胆道 X 线造影或胃镜检查，超声检查应在上述检查前进行，或在上述检查的 3 天后进行。

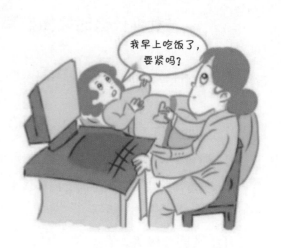

·泌尿系统及妇科超声

在做泌尿系统及经腹部的超声检查时，因膀胱、输尿管、子宫及卵巢位于盆腔深部，有大量肠管包绕，肠管内容物及气体会影响超声成像的质量，故应憋尿，使充盈的膀胱推开周围的肠管，提高超声的成像质量。如果女性进行经阴道的腔内超声检查，则无需憋尿，且应在检查前排空膀胱。

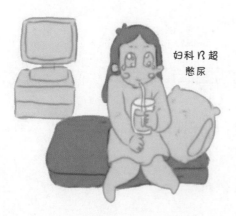

> 具体做法

泌尿系统及经腹部的超声检查在检查前 1 ～ 2 小时饮水 500 ～ 1 000 ml，饮水后不要排尿，使膀胱适度充盈，以利于检查。如果女性做经阴道超声检查则应在检查前排空膀胱。

④

CT 检查，提高妇科肿瘤术前诊断率

女性盆腔包块是常见的盆腔占位性病变，临床常见的有卵巢肿瘤、炎性包块、子宫肌瘤等，其中恶性盆腔肿瘤因缺乏早期特异性表现而常常错过早诊断、早治疗的黄金期。据统计，70% ～ 80% 卵巢癌患者在就诊时已处于晚期，预后极差。

常规妇科检查对盆腔附件包块的检出率低，而 CT 检查作为一种具有较高分辨功能和强大后处理能力的检查方法，可以清晰显示髂窝、盆腔内的病变，对盆腔包块的诊断有较高的价值。

· 什么是 CT 检查 ·

通俗点说，X 线片是把人压扁了看；而 CT 是像切萝卜片儿一样，把人切成一片一片地看，切片厚度仅为几毫米。CT 成像原理很复杂，简单来讲就是由 CT 球管发出 X 线穿透人体，到达探测器后再经过计算机后处理最终形成显示图像。

CT 检查可应用于全身的任何

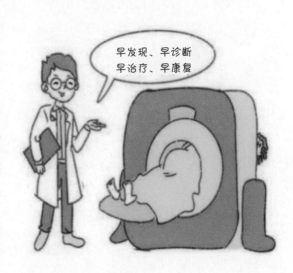

部位，包括头部、颈部、胸部、腹部等处的多个脏器的病变诊断与鉴别诊断。

CT 检查有哪些方式

CT 检查主要有两种方式。

·普通平扫

普通平扫只需要躺在 CT 检查床上，几秒钟到几分钟就可以完成扫描，不需要注射造影剂。通常情况下，绝大多数患者只需要做普通平扫就能明确疾病的诊断。

·增强扫描

增强扫描在平扫的基础上，经静脉注射碘造影剂，造影剂会随着血液循环"跑到"全身的组织器官及病灶中，使病灶和正常组织器官形成鲜明对比。这样一来，除了可以更加明确地观察病灶与周围组织器官的关系外，还可以更好地观察病灶内部的情况，如病灶血供是否丰富、供血血管情况、是否囊变、内部是否有坏死等。

总而言之，增强扫描可以看得更清楚。

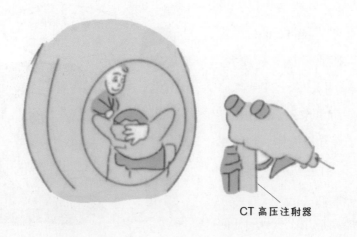

CT 高压注射器

对于第一次就诊的女性患者，如何选择 CT

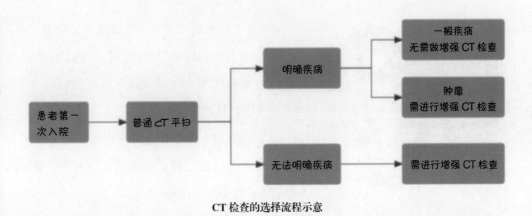

CT 检查的选择流程示意

上图简单地告知了大家应该如何选择 CT 检查。但需要提醒大家的是，增强扫描注射的造影剂，极少部分人会对其有不同程度的不良反应。所以，检查前要仔细阅读碘造影剂注射同意书或者增强扫描知情同意书；在增强 CT 扫描前后要多喝水，帮助碘造影剂随着尿液排出去。通常，造影剂在注射后 24 小时就会完全排出。

CT 检查有辐射吗？会致癌吗

CT 检查有一定的辐射，但无需太担心。短期 CT 检查对人体的辐射危害非常小。只有在长期大剂量接受 CT 检查或短期内多次 CT 检查时，其产生的电离辐射才可能会破坏细胞结构，使人体免疫功能受到影响。

多大的放射剂量会致癌呢？通常，临床实践认为，50 mSv（mSv 即"毫希沃特"，是剂量学中，辐射剂量的国际单位制单位）的单次剂量或 100 mSv 的终生剂量是诊断影像学检查的剂量上限，在此范围内并不会引起健康风险。研究显示，做一次头部 CT，放射剂量是 2 mSv，粗略计算，患者的患癌率会增加 0.003 4% ~ 0.004%。所以，无需过度担心 CT 检查的副作用，应根据病情听从医嘱，有必要就检查。

· CT 检查前有哪些注意事项 ·

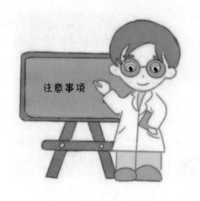

开展 CT 检查前，需要注意的是以下内容。

（1）需主动告知医生是否有药物过敏史，以及是否患有哮喘、过敏性疾病等，以便医生能预防造影剂过敏等危险情况。

（2）需摘除所有带有金属的物品，如头饰、发夹、耳环、项链、硬币、皮带、钥匙等，因为金属会产生伪影而影响诊断。

（3）行腹部 CT 检查前 1 周内不能做钡剂造影，前 3 天内不能做其他各种腹部脏器的造影，前 2 天内不服泻剂，并少食水果、蔬菜、豆制品等多渣、易产气的食物，尽可能排空大便。

（4）CT 增强扫描是通过静脉注射水溶性碘造影剂后进行扫描。碘过敏、严重甲状腺功能亢进、严重肾功能不全的患者禁做该项检查。

CT 检查在妇科肿瘤的诊断中有什么价值 ·

CT 检查对于妇科肿瘤的诊断，主要有以下价值。

（1）CT 具有较高的组织分辨率和空间分辨率，可明显显示肿瘤位置、大小、数目及与周围组织的关系。

（2）可直观、清晰地观察盆腔、腹腔及髂窝内有无积液，清晰显示淋巴结及肿瘤转移的位置。

（3）能较准确地进行临床分期，尤其是对评估淋巴结腹腔转移和其他器官转移情况有较高的临床价值。

（4）能有效检出直径＜ 1.0 cm 的小肿块，尤其是盆腔恶性肿瘤。因此建议晚期盆腔肿瘤患者采用 CT 辅助检查。

⑤

MRI 检查在妇科肿瘤中的诊断价值不容忽视

妇科肿瘤在临床上作为一种常见的恶性肿瘤，对女性的身心健康和生活质量均造成严重的影响。为延长生存期，改善患者预后，需尽早进行诊治。该类疾病以影像学检查为主要检查方法，其优势在于无创、有效，可明确恶性肿瘤的大小、位置、肿瘤附近软组织浸润情况、肌层浸润深度等，并了解淋巴结转移、并发症和远处转移等情况。要想合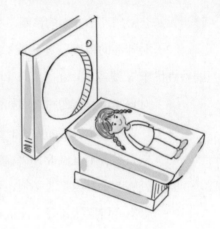理选择妇科肿瘤的治疗方案，需结合影像学信息和资料进行综合判断。恶性肿瘤实施治疗前也需要利用影像学检查判断分期。

磁共振成像是什么，有哪些优缺点

磁共振成像（magnetic resonance imaging，MRI）是基于磁共振原理，利用外磁场、射频脉冲信号，引起人体组织内原子核发生共振并产生信号，用探测器检测并将信息输入计算机，经过处理转换后获取图像的技术。

• MRI 检查的优点

（1）MRI 对人体没有电离辐射。

（2）MRI 能获得多方位的图像。

（3）软组织结构显示清晰，对中枢神经系统、膀胱、直肠、子宫、阴道、关节、肌肉等部位的检查效果优于 CT。

（4）多序列成像和多种图像类型，能为明确病变性质提供更丰富的影像信息。

• **MRI 检查的缺点**

（1）和 CT 一样，MRI 也是影像学诊断，很多病变单凭影像学检查仍难以确诊，无法获得病理学方面的诊断。

（2）对肺部的检查较 X 线或 CT 检查逊色，对肝脏、胰腺、肾上腺、前列腺的检查优于 X 线或 CT 检查，但费用要昂贵很多。

（3）对胃肠道病变的检查不如内窥镜检查。

（4）体内留有金属物品者不宜接受 MRI 检查。

（5）危重患者不宜做 MRI 检查。

（6）妊娠 3 个月内除非必须，不推荐进行 MRI 检查。

（7）带有心脏起搏器者不能进行 MRI 检查，也不能靠近 MRI 设备。

（8）多数 MRI 设备检查空间较为封闭，部分患者因恐惧而不能配合完成检查。

MRI 检查前需要注意哪些问题

MRI 检查前需要注意的事项包括以下几方面。

（1）在磁共振机器及磁共振检查室内存在非常强大的磁场。因此，装有心脏起搏器者，以及血管、食管、前列腺、胆道等部位存在金属支架等金属植入物者，严禁做磁共振检查。否则，体内金属受磁场的吸引而移动，将可能产生严重后果，甚至威胁生命。

（2）身体内有不能除去的其他金属异物者，如金属内固定物、人工关节，金

属假牙、支架、银夹、弹片等，
检查前应告知医生，检查时也应
严密观察，以防金属在磁场中
移动而损伤邻近大血管和重要
组织。此类患者如无特殊必要，
一般应避免接受磁共振检查。有
金属避孕环及活动金属假牙者，
在取出后方能进行检查。

（3）在进入磁共振检查室
之前，应去除随身携带的手机、
磁卡、手表、硬币、钥匙、打火

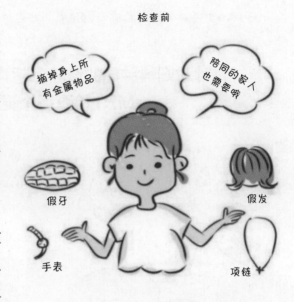

机、金属皮带、金属项链、金属耳环、金属纽扣及其他金属饰品或金属物品。否
则，一方面可能会影响磁场的均匀性，造成图像干扰，形成伪影，不利于病灶的
显示；另一方面，由于强磁场的作用，金属物品可能会被吸进磁共振机器，对机
器造成损坏。另外，手机、磁卡、手表等物品也可能遭到强磁场的破坏，造成个
人财物的损失。

（4）钛金属不受磁场的吸引，在磁场中不会移动。因此，体内有钛金属植入
物的患者，进行磁共振检查是安全的，且钛金属也不会对磁共振的图像产生干扰。

MRI 检查在妇科肿瘤的诊断中有什么价值

MRI 检查对妇科肿瘤的诊断的价值主要体现在以下方面。

（1）MRI 检查可多层面、多方位探查病变部位，分辨率高，可充分展示肿
瘤形态、大小、内部结构，对肿瘤良恶性的判断具有较高的准确性。

（2）MRI 软组织分辨力强，可充分显示肿物及邻近脏器之间的相互关系，
在一定程度上提高微小病灶的检出率，为医生术前评估手术的难易程度提供良好
依据，便于术前做好充分准备。

（3）MRI 可对子宫内膜癌及宫颈癌、卵巢癌进行明确分期。

针对妇科肿瘤的诊断，超声检查、CT 及 MRI 检查哪个更准确

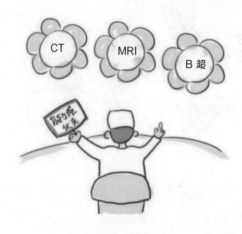

超声检查、CT 及 MRI 检查在妇科肿瘤的诊断中各有优势。

（1）超声检查操作简单方便、价格低廉，适用于妇科肿瘤的初步筛查，但其敏感性和特异性低于 CT 和 MRI 检查。

（2）MRI 具有优异的软组织分辨力，是评价妇科肿瘤盆腔局部情况的最佳影像学检查方法。

（3）CT 的优势在于可以进行从横膈水平至盆腔的大范围扫描，帮助判断腹部其他器官是否存在转移，以及对大网膜、腹膜等进行整体评价。CT 设备普及率相对高，质量良好的图像可以在不同医院间共用。增强扫描在实质性脏器转移和淋巴结定性评价方面均优于平扫，一般建议行增强扫描。对于有 MRI 禁忌证的患者，可以考虑用盆腔 CT 替代 MRI。

6

动辄上万元的 PET-CT 检查，有必要做吗

近年来，随着临床医学技术的飞速发展，越来越多的新型检查技术被用于临床。正电子发射计算机体层显像（positron emission computed tomography;positron emission tomography and computed tomography，PET-CT）在肿瘤诊断中具有较高的有效性，其灵敏度及特异性较高，为妇科肿瘤的诊断提供了有效依据。PET-CT 是一种新型的计算机体层摄影技术，能将肿瘤的代谢与成像进行完美融合，在恶性肿瘤特别是复发灶或转移灶诊断中的应用越来越普遍。PET-CT 具有灵敏、准确、特异及定位准确等特点，可通过一次显像获得全身各个方位的断层图像，可充分了解整体状况，达到早期发现病灶和诊断疾病的目的。

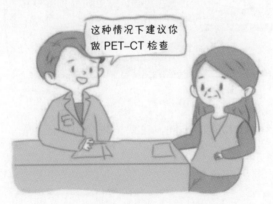

· 什么是 PET-CT ·

PET-CT 联合了 PET 和 CT 两种设备，检查快捷，属于一站式影像学检查装

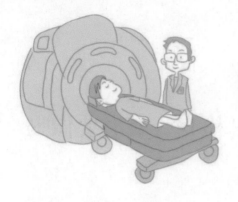

备，是目前世界上最先进的核医学影像装备之一。它通过将微量的正电子核素显像示踪剂注射到人体内，然后采用特殊的体外探测仪（PET）探测这些正电子核素在人体各脏器的分布情况，再通过计算机体层摄影的方法显示人体各个器官的生理代谢功能；同时应用CT技术对有核素分布的部位进行精确定位，使PET和CT的功能有效联合，从而发挥出各自的最大优势。

PET-CT 与常规的 CT 检查，有什么不同

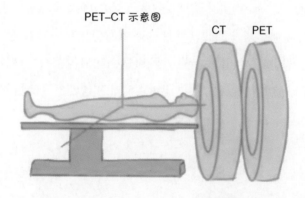

PET-CT 示意图

PET-CT 与常规 CT 检查的不同，主要体现在以下三点。

·检查部位

增强 CT 与 CT 一样，一次扫描检查一个部位，并只能对原发病灶进行诊断。如果需要全身扫描，只能一个部位一个部位地检查。而 PET-CT 是全身检查，即一次扫描"从头到脚"，整个过程下来不仅可以发现原发病灶，同时对于远处转移病灶也有很好的检查效果，能避免发生漏诊、误诊。

• 检查效果

盆腔 CT 可以明确病变位置和病变范围，在妇科肿瘤中应用非常广泛。增强 CT 还可以了解病变的浸润程度，对于恶性肿瘤的诊断意义很大。PET-CT 则能够判断妇科肿瘤的大小、位置、分期、性质、转移灶、代谢等详细信息。

• 检查使用的药物

CT 平扫检查时不需要使用药物。增强 CT 使用的药物对体质要求比较高，如对碘过敏的人群就不能使用。PET-CT 的药物安全性高，对体质无特殊要求，不存在药物过敏及耐受问题，仅有少量辐射，但其辐射剂量在人体可以接受的安全范围之内。

妇科肿瘤患者在哪些情况下需要做 PET-CT

临床上，主要有以下几种情况需要行 PET-CT 检查。

（1）鉴别妇科肿瘤病变的良恶性。

（2）临床高度怀疑妇科恶性肿瘤，需要探查原发灶或来源。

（3）在妇科肿瘤确诊后，需要评估肿瘤是否发生转移，从而制订恰当的治疗方案。

（4）探查妇科肿瘤治疗疗效，判别治疗后是否有残余病灶，特别是那些没有症状但肿瘤标志物明显升高而常规 CT 或 MRI 未发现病变的，需要 PET-CT 进一步检查。

（5）评估妇科肿瘤形态，精确放射治疗范围。

（6）穿刺部位具有坏死组织或者其他不确定性因素，可通过 PET-CT 引导进行穿刺活组织检查，选取具有代谢活性的肿瘤组织，从而提高病理检查准确性。

做 PET-CT 前为什么不能用餐，也不能输液

在预约 PET-CT 检查后，相关的医护人员都会告知患者在检查前禁食（包括

各种含糖饮料和水果）6 小时以上，也不要输注或使用含葡萄糖的液体和药物，但可以喝水。

之所以有这样的要求，主要与 PET-CT 的检查原理有关。PET-CT 是利用肿瘤细胞代谢旺盛的原理，通过注射显像剂，如 ^{18}F-氟代脱氧葡萄糖（是 PET-CT 中应用最广泛的正电子显像剂，它是脱氧葡萄糖分子中第 2 位碳上的氢被放射性核素 ^{18}F 取代后所得到的产物，常写为 "^{18}F-FDG"），显像剂参与体内代谢，然后经过扫描成像，从而发现肿瘤的位置和明确其代谢情况。一般 PET-CT 需空腹至少 6 小时，主要是为了控制血糖，使显影剂正常显像，避免影响 PET-CT 检查结果；对于糖尿病患者，需要将血糖控制在正常值范围内。若未禁食的话，会造成体内血糖升高，影响肿瘤细胞对显像剂的摄取，从而影响检查结果的准确性。

PET-CT 检查的禁忌事项之一是当天禁止输液。有些检查患者不禁要问：我正在进行抗肿瘤治疗，需要输液，也要停吗？答案是需要停，但是结束检查后就可以继续输液了。而且，一般需要接受 PET-CT 检查的肿瘤患者，最好在化学治疗结束后的 2～8 周再行 PET-CT 检查；如果之前接受的是放射治疗，那么一定要在放射治疗结束后的 3～6 个月再进行检查；如果之前接受过手术，那么最好在术后 2 个月之后再做 PET-CT。如果因为病情需要而必须要做 PET-CT，那么要听从主治医生的建议。

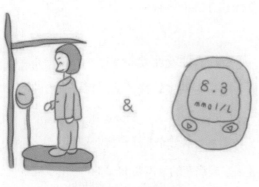

血糖要控制在正常值范围内

妇科肿瘤患者行 PET-CT 检查一般需要多久呢

做 PET-CT 检查的过程大致可分为预约、采集病史、称体重、测血糖、静脉注射显像剂、休息 30～60 分钟（等待药物吸收）、接受检查、等候结果等几个步骤。检查前准备工作大约用时 20～30 分钟，护士会为患者讲解检查步骤和注意事项，然后为患者注射显像剂，之后患者就需要安静休息 30 ～ 60 分钟，避免不必要的走动和说话。上机检查时需要配合医生静卧，在部分时间段需要做双手抱头的姿势。做完检查之后不能急着离开，因为根据病情需要，部分患者可能要进行延时扫描。要等待医务人员通知后，才可以离开。总体上，PET-CT 检查时间在 3 小时左右。

妇科肿瘤患者行 PET-CT 检查时，可以有家属陪同吗

原则上不建议其他人员或家属陪同。但是，70 岁以上老人、体弱者、行动不便者，需由专人陪同，陪同人员要穿好防护服。禁止备孕人员、孕妇或儿童陪同。

妇科肿瘤患者行 PET-CT 检查后，需要注意哪些事

PET-CT 检查完后要多喝水，这有利于造影剂排出；12 小时内被检查者的排泄物、痰液、呕吐物等要尽量避免沾染地面或其他物品，如厕后要及时冲净马桶；24 小时内尽量避免与孕妇、小孩及年老体弱者近距离接触（接触距离大于 1 米）。

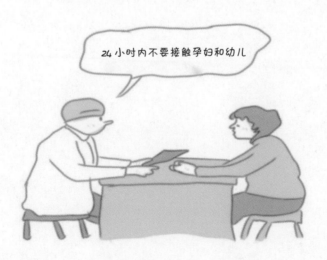

PET-CT 在妇科肿瘤的辅助诊断中有哪些不足

PET-CT 虽然有诸多优势，但也存在一些不足之处。

（1）PET-CT 对于宫颈癌诊断的准确率、灵敏度、特异性、阳性预测值、阴性预测值均较高，说明对于宫颈癌原发灶的诊断有较高的价值。由于受 PET-CT 固有分辨率的影响，当肿瘤直径在 5 mm 以内时，PET-CT 难以发现；直径大于 5 mm 的病灶，才容易被检出。

（2）部分黏液含量高、相对生长缓慢的卵巢癌，PET-CT 假阴性率较高。

（3）部分恶性肿瘤转移病灶，特别是腹盆腔内播散生长者，由于病灶弥漫分布且体积小，也易出现假阴性结果。

参考文献

[1] 高杰，刘万敏，甄杰 . MRI 检查在卵巢肿瘤诊断中的应用价值研究 [J]. 人民军医，2021，64
（10）：988-991.

[2] 耿华锋，张树颖，赫东芸 . 子宫内膜癌术前影像学应用进展 [J]. 现代妇产科进展，2021，30
（11）：866-868.

[3] 李媛，冯骐 . 磁共振成像技术用于妇科恶性肿瘤诊断价值的研究进展 [J]. 中国辐射卫生，
2021，30（5）：649-652.

[4] 刘学芬，李媛 . PET 成像在妇科肿瘤诊疗中的应用进展 [J]. 中国辐射卫生，2022，31
（6）：763-766.

[5] 王寅，李红霞，张宇飞，等 . 超声造影引导下穿刺活组织检查对晚期卵巢恶性肿瘤的诊断价
值 [J]. 肿瘤研究与临床，2023，35（5）：380-382.

[6] 魏佳慧，何玥，吴玉梅 . 影像学在评估宫颈癌淋巴结转移中的应用价值 [J]. 肿瘤学杂志，
2021，27（12）：1041-1044.

[7] 左建建，泮旭铭，沈健，等：MRI 联合肿瘤标志物在妇科卵巢良、恶性肿瘤诊断中的应用研
究 [J]. 中国医刊，2021，56（2）：200-204.